Doenças Mamárias
na Gravidez e Lactação

Doenças Mamárias

na Gravidez e Lactação

Beatriz Baaklini Geronymo
Mayka Volpato dos Santos Vello

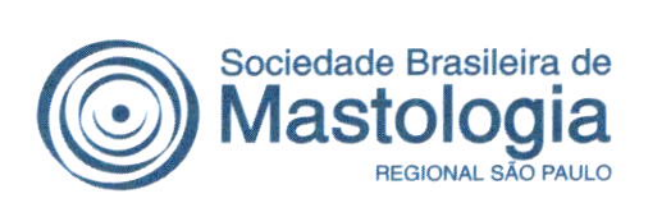

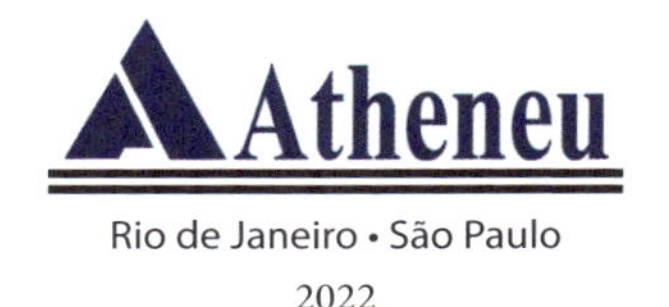

Rio de Janeiro • São Paulo
2022

EDITORA ATHENEU

São Paulo	—	*Rua Maria Paula, 123 – 18º andar* *Tel.: (11) 2858-8750* *E-mail: atheneu@atheneu.com.br*
Rio de Janeiro	—	*Rua Bambina, 74* *Tel.: (21) 3094-1295* *E-mail: atheneu@atheneu.com.br*

CAPA: Equipe Atheneu
PRODUÇÃO EDITORIAL: Arte & Ideia

CIP-BRASIL. CATALOGAÇÃO NA PUBLICAÇÃO
SINDICATO NACIONAL DOS EDITORES DE LIVROS, RJ

V551d

Vello, Mayka Volpato dos Santos
Doenças mamárias na gravidez e lactação / Mayka Volpato dos Santos Vello, Beatriz Baaklini Geronymo. – 1. ed. – Rio de Janeiro : Atheneu, 2022.
: il. ; 21 cm.

Inclui bibliografia e índice
ISBN 978-65-5586-461-8

1. Mamas – Doenças. 2. Mamas – Gravidez. I. Geronymo, Beatriz Baaklini. II. Título.

22-76589 CDD: 618.19
CDU: 618.19

Gabriela Faray Ferreira Lopes – Bibliotecária – CRB-7/6643

14/03/2022 18/03/2022

Editoras

Beatriz Baaklini Geronymo

Ginecologista e Obstetra pelo Hospital das Clínicas da Faculdade de Medicina de Ribeirão Preto da Universidade de São Paulo (FMRP-USP)

Mastologista pelo Hospital Sírio-Libanês (HSL)

Mestre em Ciências da Saúde pelo HSL

Mastologista do Hospital Beneficência Portuguesa – SP

Sócia-proprietária da Clínica Mitera – SP

Responsável pela Comissão de Aleitamento Materno da Sociedade Brasileira de Mastologia – Regional São Paulo

Mayka Volpato dos Santos Vello

Ginecologista e Obstetra pela Irmandade da Santa Casa de Misericórdia de São Paulo (ISCMSP)

Mastologista pela ISCMSP

Responsável pela Comissão de Aleitamento Materno da Sociedade Brasileira de Mastologia – Regional São Paulo

Colaboradores

Alfredo Carlos S. D. Barros

Mastologista do Hospital Beneficência Portuguesa

Professor Livre-docente da Faculdade de Medicina da Universidade de São Paulo (FMUSP)

Ana Paula Sanaiote Portela

Mastologista pelo Hospital Sírio-Libanês (HSL)

Ginecologista e Obstetra pelo Hospital Ipiranga - SUS

Sócia-proprietária da Clínica Mitera em São Paulo

Bianca Balassiano

Consultora Internacional em Lactação - International Board of Lactation Consultant Examiners (IBLCE)

Especialista em Atenção Integral à Saúde Materno-infantil pela Universidade Federal do Rio de Janeiro (UFRJ)

Fundadora e Professora da Bianca Balassiano Cursos - Rio de Janeiro

Cristiane C. Bandeira A. Nimir

Patologista pelo Hospital das Clínicas da Faculdade de Medicina da Universidade de São Paulo (HCFMUSP), especializada em Patologia Mamária

Patologista do Laboratório Femme - SP

Danúbia Ariana Andrade

Ginecologista e Obstetra pelo Hospital das Clínicas da Faculdade de Medicina de Ribeirão Preto da Universidade de São Paulo (FMRP-USP)

Mastologista pelo Hospital Sírio-Libanês (HSL)

Doutora em Ciências pela Faculdade de Medicina da Universidade de São Paulo (FMUSP)

Fábio Francisco Oliveira Rodrigues

Médico Assistente Titular do Serviço de Oncoginecologia e Mastologia do Instituto de Câncer Dr. Arnaldo Vieira de Carvalho

Médico Titular do Departamento de Cirurgia Oncológica de Mama e Ginecologia em A Beneficência Portuguesa de São Paulo

Doutor em Medicina pela Faculdade de Ciências Médicas da Santa Casa de São Paulo (FCMSCSP)

Felipe Andreotta Cavagna

Mestre em Ginecologia, Obstetrícia e Mastologia pela Universidade Estadual Paulista "Júlio de Mesquita Filho" - Unesp

Médico Assistente do Núcleo de Mastologia do Hospital Beneficência Portuguesa

Mastologista, Preceptor dos Residentes de Mastologia e Diretor Clínico do Centro de Referência da Saúde da Mulher (Hospital Pérola Byington - SP)

Professor de Medicina da Universidade Municipal de São Caetano do Sul (USCS) - Campus Bela Vista

Giselle Guedes Netto de Mello

Coordenadora Médica do Grupo de Mama do Grupo Fleury Medicina e Saúde e Universidade Federal de São Paulo (Unifesp)

Doutora em Radiologia pela Unifesp

Kely Carvalho

Mestre em Fonoaudiologia pela Pontifícia Universidade Católica de São Paulo (PUC-SP)

Consultora Internacional em Lactação - International Board of Lactation Consultant Examiners (IBLCE)

Responsável pelo Setor de Amamentação da Lumos Cultural - SP

Luciano Fernandes Chala

Radiologista Especializado em Imagem e Intervenção Mamária do Grupo Fleury Medicina e Saúde

Doutor em Ciências Médicas pela Faculdade de Medicina da Universidade de São Paulo (FMUSP)

Membro do Colégio Brasileiro de Radiologia e Diagnóstico por Imagem (CBR)

Rudinei D. M. Linck

Oncologista Clínico e Doutor em Oncologia no Hospital Sírio-Libanês (HSL) e no Instituto do Câncer do Estado de São Paulo - Faculdade de Medicina da Universidade de São Paulo (ICESP/FMUSP)

Tatiana Cardoso de Mello Tucunduva

Residência Médica em Radiologia e Diagnóstico por Imagem na Escola Paulista de Medicina da Universidade Federal de São Paulo (EPM/Unifesp)

Especialização em Radiologia Mamária no Instituto de Radiologia (InRad) do Hospital das Clínicas da Faculdade de Medicina da Universidade de São Paulo (HCFMUSP)

Médica Assistente do Centro de Diagnóstico por Imagem das Doenças da Mama (CEDIM) do InRad e do Instituto do Câncer do Estado de São Paulo (ICESP) do HCFMUSP

Radiologista do Grupo Fleury Medicina e Saúde

Membro do Colégio Brasileiro de Radiologia e Diagnóstico por Imagem (CBR)

Vânia Gato Medeiros

Médica pela Universidade do Estado do Pará (UEPA)

Pediatra e Neonatologista pela Irmandade da Santa Casa de Misericórdia de São Paulo (ISCMSP)

Título de Especialista em Pediatria e Neonatologia pela Sociedade Brasileira de Pediatria (SBP)

Consultora Internacional em Lactação – International Board of Lactation Consultant Examiners (IBLCE)

Agradecimentos

A todos os mestres que colaboraram para a nossa formação, na Ginecologia, Obstetrícia e Mastologia, já que são áreas de nossa prática que se cruzam e motivo do interesse e disposição em pesquisar e elucidar todos os aspectos das doenças mamárias na gestação e amamentação.

À Sociedade Brasileira de Mastologia – Regional São Paulo, por ter acreditado e estimulado este projeto desde o início, sempre providenciando todo o apoio logístico para a realização desde a formatação como boletim até nosso primeiro contato com a editora e divulgação.

Aos autores e coautores desta obra, que dedicaram seu tempo e compartilharam sua experiência, estudo e pesquisa para detalhar um tema tão necessário.

Aos nossos pais, familiares e amigos, pelo apoio e compreensão por tantas ausências na nossa trajetória profissional e na confecção deste livro.

Agradecemos, por fim, especialmente às pacientes, fontes de inspiração para procurarmos sempre as melhores práticas baseadas em evidências.

Dra. Beatriz Baaklini Geronymo
Dra. Mayka Volpato dos Santos Vello

Apresentação

Com grata surpresa fui convidado a apresentar o livro *Doenças Mamárias na Gravidez e Lactação*. Surpreendido de forma positiva a começar pelo tema e título, pois havia uma lacuna a ser preenchida, exatamente sobre a abordagem das doenças da mama neste período tão significativo da vida feminina, o período da maternidade.

Este livro traz aos leitores informações de alta qualidade, profundidade na medida certa, sem se tornar cansativo, e os assuntos são apresentados de forma clara e prática. Passa por temas do dia a dia do consultório do ginecologista-obstetra, como os cuidados às mamas no pré-natal, o manejo da dor na amamentação, alterações de volume lácteo, mastites, entre outros, e ainda vai a temas mais específicos do mastologista, porém que o ginecologista-obstetra também deve conhecer, como os efeitos da quimioterapia, o tratamento do câncer de mama neste período da vida e por aí vai. Muitos dos temas abordados no livro são desafiadores, cito, por exemplo, a avaliação imaginológica da mama e os procedimentos invasivos durante o aleitamento.

As editoras e autoras do livro se cercaram de nomes de grande reconhecimento na área, profundos conhecedores do tema e, elas próprias, nomes de projeção na especialidade e com reconhecida competência, escreveram muitos dos capítulos, o que engrandece a qualidade do material aqui presente.

Apreciei muito a leitura deste livro e tenho certeza de que agradará muito aos colegas que se interessam pelo tema. Como dito antes, esta obra preenche uma importante lacuna e, sem dúvida, auxiliará muitos colegas. Aproveito, assim, para parabenizar as editoras e os autores.

Por fim, agradeço a honra de me permitirem ler esta obra em primeira mão e de apresentá-la aos colegas.

Luciano de Melo Pompei

Docente do Departamento de Ginecologia e Obstetrícia
da Faculdade de Medicina do ABC, FMABC

Livre-docente pela Faculdade de Medicina
da Universidade de São Paulo, FMUSP

Presidente da Associação de Obstetrícia e Ginecologia
do Estado de São Paulo, SOGESP (triênio 2022-2024)

Prefácio

Escrever o prefácio deste livro é algo ao mesmo tempo prazeroso e fácil.

Tudo começou em uma discussão entre mastologistas paulistas sobre doenças mamárias durante o ciclo gravídico-puerperal.

Nessa discussão, descobrimos que muitos mastologistas entendem pouco dos problemas mamários nesse período. Afinal, focamos quase a totalidade de nossos estudos para o câncer de mama.

Só que as doenças mamárias durante a amamentação também são muito importantes, causando interrupção do aleitamento em muitas mulheres. Além disso, o câncer de mama também pode acontecer nesse período e, infelizmente, muitas vezes tem o diagnóstico tardio.

Após descobrirmos essa lacuna do conhecimento, precisávamos refletir como solucionar essa questão. E foi nesse momento que surgiram as Dras. Beatriz Baaklini Geronymo e Mayka Volpato dos Santos Vello.

Essas duas mastologistas assumiram a responsabilidade de trazer todo o conhecimento necessário em forma de um manual objetivo e prático.

O livro que vocês vão ler aborda todas as questões da mama durante a gravidez e a amamentação, desde o rastreamento do câncer de mama, passando pelas doenças benignas e chegando no tratamento do câncer de mama.

A Sociedade Brasileira de Mastologia – Regional São Paulo acreditou neste projeto e colaborou desde o início com todo o apoio logístico. Desde o começo, sabíamos que seria algo bom, mas não tínhamos ideia que ficaria ainda melhor.

Tenho convicção de que quem trata de doenças mamárias ou questões ligadas à amamentação vai aprender muito lendo este livro. Eu aprendi!

Parabéns, Beatriz e Mayka! E obrigado pela dedicação de vocês a esse tema tão importante. Certamente, vai ajudar muitas pacientes!

Dr. Guilherme Novita

Presidente da Sociedade Brasileira de Mastologia – Regional São Paulo

(triênio 2022-2024)

Sumário

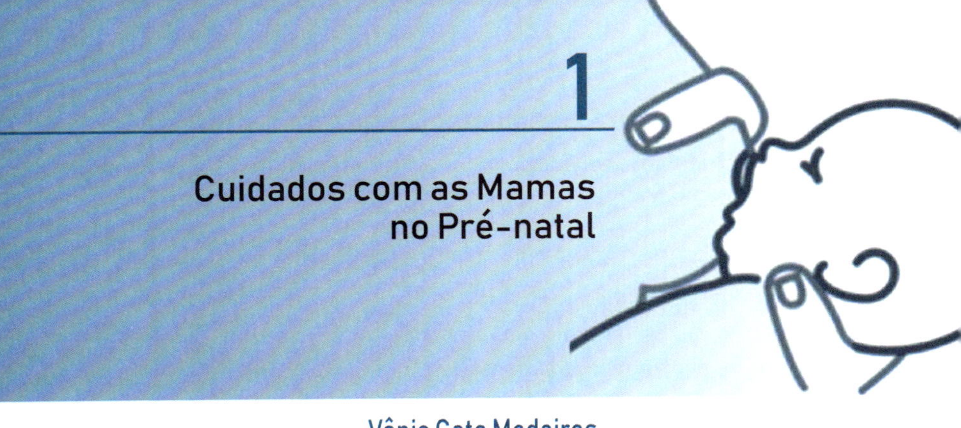

1 Cuidados com as Mamas no Pré-natal

Vânia Gato Medeiros
Kely Carvalho
Bianca Balassiano

Introdução

Amamentar traz inúmeros benefícios para a lactante e o bebê: reduz riscos de doenças, alergias, distúrbios metabólicos e respiratórios, além de promover o fortalecimento do vínculo e a conexão entre o binômio mãe-feto.[1-5]

A história de uma amamentação bem-sucedida começa na gestação e no pré-natal.[6] De acordo com Wambach & Spencer,[7] é comum que gestantes tomem a decisão de amamentar no início da gravidez e muitas já decidem se irão amamentar antes da concepção. Infelizmente, no entanto, a intenção de amamentar ainda durante a gestação nem sempre se concretiza no pós-parto e uma grande parcela das puérperas abandona a amamentação precocemente, muitas vezes em função das dificuldades oriundas das dores para amamentar ou da percepção de baixa produção láctea.[8]

Abordar esses temas durante as consultas de pré-natal com obstetras, obstetrizes, nutricionistas, enfermeiras, pediatras e consultoras de amamentação é fundamental para informar a futura lactante sobre a importância da amamentação, bem como desconstruir mitos e crenças culturais, detectar fatores de risco e envolver a rede de apoio na promoção ao aleitamento.[9-11]

Diante desse cenário, a Organização Mundial da Saúde (OMS) idealiza um cenário em que todas as gestantes e bebês recebam cuidados de qualidade durante toda a gravidez, parto e puerpério.[12] Assim, o aconselhamento sobre a amamentação é indicado desde a gestação, para que seja possível promover um cenário adequado para a promoção do aleitamento, com destaque para a antecipação de cenários de risco.[13]

Orientação eficaz para amamentação durante o pré-natal

Para que a orientação relativa à amamentação feita durante o pré-natal seja eficaz, a forma como o assunto é apresentado tem grande relevância.

Abordagem comportamental e psicoeducativa

- Questionar o que a gestante sabe:
  - "O que você sabe sobre amamentação?"
  - "Por que você quer amamentar?"
- Ajudar a pensar nos desafios:
  - "O que pode te atrapalhar na amamentação?"
  - "Você acha possível ultrapassar essas barreiras?"
- Associar a amamentação a outros processos:
  - "Existe outra experiência de vida que você queria muito alcançar e conseguiu?"

Consulta pré-natal de amamentação

Na consulta pré-natal de amamentação, devem ser abordados o histórico detalhado da amamentação prévia, a preparação do corpo na gestação e o uso de "acessórios" na amamentação.

Histórico detalhado da amamentação prévia

- Como foi o processo, duração e frequência, bem como as razões para o desmame.
- Se nunca amamentou: vantagens e desvantagens do aleitamento artificial.

Preparação do corpo na gestação[7,14-19]

- Crescimento mamário e características físicas:
  - O corpo se prepara para a amamentação durante a gravidez. É possível observar, ao longo desse período, aumento das mamas, a presença das glândulas de Montgomery e o escurecimento do complexo aréolo-papilar.
  - A ausência de alterações na mama durante a gestação pode representar fator de risco para a baixa produção no pós-parto.
- Necessidade de preparo do mamilo
  - Não é recomendado o uso de buchas e outros objetos de fricção para "calejar" o mamilo. Esses itens podem causar microfissuras e funcionar como porta de entrada para infecções.
  - Banho de sol nas mamas também não é recomendado em razão do risco de queimadura e também por não haver evidência de melhora na amamentação.

  - O uso de cremes no complexo aréolo-papilar também não se relaciona com melhora nos desfechos de amamentação, além de aumentar o risco de obstrução de ductos.
- Riscos primários para a amamentação (Quadro 1.1).
- Diálogo aberto: deve-se encorajar o diálogo aberto sobre amamentação e validar sentimentos.[13]
- Informações: é importante fornecer informações direcionadas para preocupações específicas.[13]
- Medicamentos e amamentação: deve-se informar à gestante que alguns medicamentos são incompatíveis com a amamentação e quais as fontes de consulta.
  - Recomenda-se para as lactantes a consulta ao manual do Ministério da Saúde[20] e ao portal e-lactancia.[21]
  - Para os profissionais de saúde, recomenda-se também, quando necessário, a consulta ao LactMed[22] e à classificação Hale.[23]

Uso de "acessórios" na amamentação[14,24,25]

Há itens que podem ajudar a lactante a amamentar com mais conforto, mas também deve-se informar a gestante sobre itens que podem atrapalhar a amamentação. Estão detalhados a seguir os mais relevantes:

- Sutiã: é um item que auxilia a manter as mamas com maior sustentação, em especial na fase de apojadura, quando há maior edema. Deve-se encorajar seu uso, porém tomando os cuidados de respeitar o tamanho das mamas, principalmente no pós-parto; dar preferência a tecidos leves e arejados; e utilizar modelos com abertura frontal completa.

Quadro 1.1. Fatores de risco primários para a amamentação
Falha na amamentação do filho anterior
Mamilos planos ou invertidos
Sinais de hipoplasia mamária
Obesidade
Uso crônico de medicação ou suplemento
Infertilidade
Cirurgia mamária prévia ou trauma nas mamas
Violência doméstica
Diabetes/diabetes gestacional
Doenças da tireoide
Síndrome do ovário policístico
Síndrome metabólica

Adaptado de Campbell SH *et al.*, 2019.

- Conchas pré-parto e pós-parto: o uso de conchas deve ser desencorajado durante a gestação e a amamentação, pois está associado à incidência de dor, candidíase mamária e mastite. Destaca-se, ainda, que a utilização da concha durante a gestação ou no pós-parto não oferece efeito cumulativo para a protrusão mamilar.
- Intermediário de silicone: seu uso deve ser desencorajado, pois aumenta o risco de intercorrências mamilares e se associa a baixa ingestão de leite causada pela confusão de bicos e a riscos para o lactente. Deve-se indicar e valorizar a consultoria de amamentação quando o intermediário se faz necessário para o início da amamentação.
- Chupeta: seu uso no pós-parto deve ser desencorajado, pois está relacionado com o desmame precoce, baixo ganho de peso, dificuldades no estabelecimento da amamentação e prejuízos orais e respiratórios do bebê. Deve-se informar à gestante os riscos do uso da chupeta para a amamentação e apoiar a decisão informada.
- Mamadeira: seu uso deve ser desencorajado, pois está associado à confusão de bicos que desencadeia o desmame precoce. Quando necessário, devem ser oferecidas opções de oferta de suplementação que apresentem menor risco para a manutenção do aleitamento.
- Absorventes de mamas: seu uso deve ser cauteloso, pois podem favorecer infecções secundárias nas mamas, por conta do ambiente úmido e propício à proliferação de fungos. Caso seu uso seja necessário em função de vazamento das mamas, a recomendação deve ser de troca frequente a fim de evitar o uso prolongado.

Conclusão

Sabe-se que as intervenções promovidas durante o pré-natal para fomento ao aleitamento materno, comparadas aos cuidados rotineiros, são capazes de incrementar as taxas de aleitamento exclusivo na população atendida. Entre as intervenções propostas, são recomendados encontros psicoeducativos para as famílias, assistência profissional e também de leigos a quem amamenta, estímulo às boas práticas de pós-parto imediato (como o contato pele a pele), além de orientação quanto aos riscos associados ao uso de bicos artificiais e a comportamentos adotados durante a amamentação que possam prejudicar sua manutenção e duração.

A combinação de intervenções no pré e no pós-natal parece apresentar maior efeito na duração e na adesão ao aleitamento exclusivo.[26,27]

Referências bibliográficas

1. Westerfield KL, Koenig K, Oh R. Breastfeeding: Common questions and answers. Am Fam Physician. 2018;98(6):368-73.
2. Kramer MS, Chalmers B, Hodnett ED, Sevkovskaya Z, Dzikovich I, Shapiro S et al.; PROBIT Study Group. Promotion of Breastfeeding Intervention Trial (PROBIT): A randomized trial in the Republic of Belarus. JAMA. 2001;285(4):413-20.

3. Kramer MS, Aboud F, Mironova E, Vanilovich I, Platt RW, Matush L et al.; PROBIT Study Group. Breastfeeding and child cognitive development: New evidence from a large randomized trial. Arch Gen Psychiatry. 2008;65(5):578-84.
4. Horta BL, Mola CL, Victora CG. Breastfeeding and intelligence: A systematic review and meta-analysis. Acta Paediatr. 2015;104(467):14-9.
5. Ip S, Chung M, Raman G, Chew P, Magula N, DeVine D, et al. Breastfeeding and maternal and infant health outcomes in developed countries. Evid Rep Technol Assess (Full Rep). 2007;(153):1-186.
6. Takushi SAM, Tanaka ACA, Gallo PR, Machado MAMP. Motivação de gestantes para o aleitamento materno. Rev Nutr. 2008;21(5):491-502.
7. Wambach K, Spencer B. Breastfeeding and human lactation. 6. ed. Burlington: Jones & Bartlett Learning; 2019.
8. McAndrew F, Thompson J, Fellows L, Large A, Speed M, Renfrew MJ. Infant feeding survey 2010. England: Health and Social Care Information Centre/IFF Research; 2012. Disponível na Internet: https://sp.ukdataservice.ac.uk/doc/7281/mrdoc/pdf/7281_ifs-uk-2010_report.pdf (25 jan. 2022).
9. Jesus PC, Oliveira MIC, Fonseca SC. Impact of health professional training in breastfeeding on their knowledge, skills, and hospital practices: A systematic review. J Pediatr (Rio J). 2016;92(5):436-50.
10. Lucchini-Raies C, Márquez-Doren F, Unjidos NG, Véliz JC, Suazo DJ, Florechaes CC et al. Care during breastfeeding: Perceptions of mothers and health professionals. Invest Educ Enferm. 2019;37(2):e09.
11. Debevec AD, Evanson TA. Improving breastfeeding support by understanding women's perspectives and emotional experiences of breastfeeding. Nurs Womens Health. 2016;20(5):464-74.
12. Guideline: Protecting, promoting and supporting breastfeeding in facilities providing maternity and newborn services. Geneva: World Health Organization; 2017. Disponível na Internet: https://www.ncbi.nlm.nih.gov/books/NBK487819/ (25 jan. 2022).
13. Guideline: Counselling of women to improve breastfeeding practices. Geneva: World Health Organization; 2018. Disponível na Internet: https://www.ncbi.nlm.nih.gov/books/NBK539314/ (25 jan. 2022).
14. Lactation Education Accreditation and Approval Review Committee; Campbell SH, Lauwers J, Mannel R, Spencer B, editors. Core curriculum for interdisciplinary lactation care. (LEAARC); Burlington: Jones & Bartlett Learning; 2019.
15. O'Sullivan EJ, Perrine CG, Rasmussen KM. Early breastfeeding problems mediate the negative association between maternal obesity and exclusive breastfeeding at 1 and 2 months postpartum. J Nutr. 2015;145(10):2369-78.
16. Nommsen-Rivers LA, Chantry CJ, Peerson JM, Cohen RJ, Dewey KG. Delayed onset of lactogenesis among first-time mothers is related to maternal obesity and factors associated with ineffective breastfeeding. Am J Clin Nutr. 2010;92(3):574-84.
17. Chapman DJ, Pérez-Escamilla R. Maternal perception of the onset of lactation is a valid, public health indicator of lactogenesis stage II. J Nutr. 2000;130(12):2972-80.
18. Rosen-Carole C, Hartman S; Academy of Breastfeeding Medicine. ABM Clinical Protocol #19: Breastfeeding promotion in the prenatal setting, revision 2015. Breastfeed Med. 2015;10(10):451-7.
19. Walker M. Breastfeeding management for the clinician: Using the evidence. 4. ed. Burlington: Jones & Bartlett Learning; 2017.
20. Brasil. Ministério da Saúde. Secretaria da Atenção à Saúde. Departamento de Ações Programáticas e Estratégicas. Amamentação e uso de medicamentos e outras substâncias. 2. ed. Brasília: Ministério da Saúde; 2010. Disponível na Internet: https://bvsms.saude.gov.br/bvs/publicacoes/amamentacao_uso_medicamentos_2ed.pdf (25 jan. 2022).

21. E-lactancia. Disponível na Internet: http://e-lactancia.org (25 jan. 2022).
22. Drugs and lactation database (LactMed) [Internet]. Bethesda: National Library of Medicine; 2006. Disponível na Internet: https://www.ncbi.nlm.nih.gov/books/NBK501922/ (25 jan. 2022).
23. Hale TW. Medications and mothers' milk 2021: A manual of lactational pharmacology. New York: Springer; 2020.
24. Oliveira CS, Iocca FA, Carrijo MLR, Garcia RATM. Amamentação e as intercorrências que contribuem para o desmame precoce. Rev Gaucha Enferm. 2015;36(spe):16-23.
25. Giugliani ERJ. Problemas comuns na lactação e seu manejo. J Pediatr (Rio J). 2004; 80(5 Supl.):s147-54.
26. Toma TS, Rea MF. Benefícios da amamentação para a saúde da mulher e da criança: Um ensaio sobre as evidências. Cad Saúde Pública. 2008;24(Suppl 2):s235-46.
27. Cohen SS, Alexander DD, Krebs NF, Young BE, Cabana MD, Erdmann P et al. Factors associated with breastfeeding initiation and continuation: A meta-analysis. J Pediatr. 2018;203:190-6.e21.

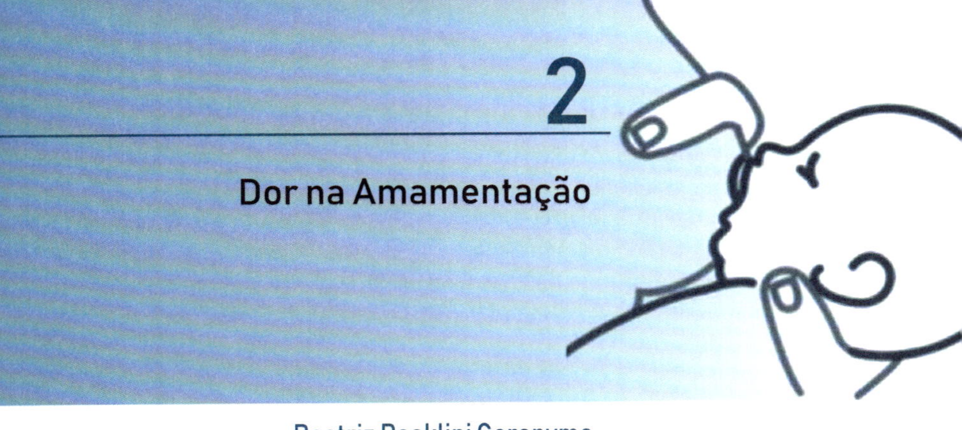

2

Dor na Amamentação

Beatriz Baaklini Geronymo
Danúbia Ariana Andrade

Introdução

A amamentação não deve ser um processo doloroso. Pode ser desafiador, entretanto, distinguir a dor patológica do desconforto que ocorre comumente nas primeiras semanas desse processo.[1]

Considera-se como dor persistente associada à amamentação aquela com pelo menos 2 semanas de duração.[2] Sua ocorrência é uma das principais causas do desmame precoce, por isso deve-se oferecer o apoio necessário para o diagnóstico de sua causa e para o correto manejo.

Este capítulo apresenta as principais causas de dor na amamentação.

Sensibilidade papilar

Mamilos sensíveis são a principal queixa das mulheres no pós-parto. Esse desconforto costuma ter início na gestação e piora nos primeiros dias após o parto. Sua ocorrência costuma estar limitada às primeiras sucções, em razão da pressão negativa nos ductos que ainda não estão repletos de leite ou colostro.

É possível diferenciar a sensibilidade da lesão papilar a partir de aspectos como duração e curso:

- A sensibilidade papilar perdura por aproximadamente 30 segundos a 1 minuto após o início da sucção. Além disso, tende a diminuir após a primeira semana do pós-parto e, geralmente, se resolve completamente até o primeiro mês.
- A dor do trauma papilar, por outro lado, persiste ou pode aumentar durante a sucção. Dor intensa ou aquela que se estende além das primeiras semanas do pós-parto tendem a ser decorrentes de trauma papilar.[3]

Não há evidência suficiente sobre a melhora da dor causada pela sensibilidade papilar nos primeiros 7 dias de pós-parto com o uso de placas de gel com glicerina ou lanolina, lanolina isolada e leite ordenhado.[4] Apesar disso, a lanolina anidra pura se mostrou mais efetiva na melhora da dor que o leite ordenhado nos primeiros 14 dias de amamentação.[5]

Recomenda-se a avaliação precoce para confirmar o correto posicionamento do lactente com profissional habilitado e evitar, assim, a lesão papilar, que pode piorar o quadro doloroso.

Lesão papilar/Fissura

A dor costuma ser mais intensa quando a lesão papilar ocorre em decorrência da perda da integridade da mucosa e nos casos em que tem início tardio após período de melhora da sensibilidade. Habitualmente, nos casos sem lesão, a dor é maior quando o lactente começa a sucção, diminuindo ao longo da mamada e desaparecendo com seu término.[6]

Um estudo sugere que ocorre lesão papilar em 58% das mulheres na primeira semana de amamentação e que a incidência diminui com o passar dos dias, porém 8% persistem com lesão até a oitava semana.[7] A presença de lesão papilar aumenta o risco de infecções na mama. Este assunto será abordado no Capítulo 4, Mastite Lactacional.

Ingurgitamento mamário

O ingurgitamento mamário é definido como inchaço e distensão das mamas. Pode causar dor e grande desconforto, bem como levar ao desmame ou gerar complicações. Ocorre normalmente nos primeiros dias da lactação, como consequência da dilatação vascular característica da lactogênese tipo II (ativação secretória), também denominada apojadura ou descida do leite. Conforme sugerido por Newton e Newton,[8] a distensão alveolar promovida pela produção do leite gera a compressão dos ductos adjacentes e leva, consequentemente, à compressão vascular e linfática local.[9]

O edema mamário que ocorre fisiologicamente em algum grau na descida do leite, comumente entre o terceiro e o décimo dias após o parto, pode ser orientado e manejado pelo profissional de saúde. Seu aparecimento é mais precoce nas multíparas em comparação com as primíparas;[10] ocorre 24 a 48 horas mais precocemente nas mulheres que tiveram parto normal em comparação com as que foram submetidas a parto cesárea,[11] sendo ainda mais tardio nas mulheres que receberam maior quantidade de hidratação endovenosa;[12] é mais sintomático nas mulheres com histórico de mastalgia no período pré-menstrual;[13] e menos comum nas mulheres submetidas a cirurgias mamárias.[14]

Terapias farmacológicas e não farmacológicas podem ser benéficas no manejo do ingurgitamento. Metanálise da Cochrane incluindo 21 estudos e publicada em 2020 não mostrou diferença significativa nos tratamentos; no entanto, o uso de folhas de repolho resfriadas, compressas de gel frias, acupuntura e massagens para alívio mostraram potencial promissor, necessitando de estudos mais robustos.[15] Analgésicos como ibuprofeno e paracetamol podem ser utilizados em associação com essas medidas não farmacológicas.

Não se recomenda a ordenha para esvaziamento mamário nos casos de ingurgitamento mamário, pois sua aplicação estimula a produção de leite e pode piorar o quadro.

O ingurgitamento mamário pode evoluir para mastite e abscesso mamário, tópicos também abordados no Capítulo 4, Mastite Lactacional.

Anquiloglossia do lactente

A anquiloglossia é uma anomalia anatômica que impede o lactente de mamar em posição correta, ocasionando dor e fissuras nos mamilos. Esses lactentes não realizam o movimento normal da língua durante a sucção e também podem apresentar um freio labial que inverte o lábio inferior ou superior (Figura 2.1), impedindo o posicionamento correto dos lábios.[16]

A maioria dos lactentes com anquiloglossia é capaz de mamar sem dificuldades, mas os problemas na amamentação, como dificuldade na sucção e dor papilar, são mais frequentes na presença de anquiloglossia do que entre os lactentes sem essa alteração (25% *versus* 3%, em uma série).[17,18]

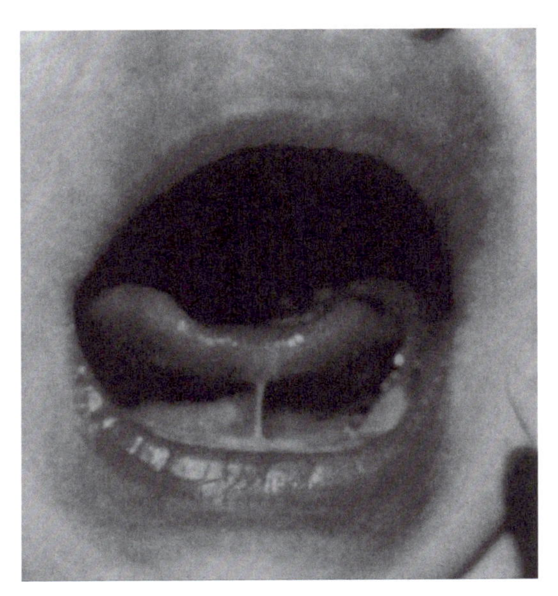

Figura 2.1. Foto de freio lingual no RN (anquiloglossia). Fonte: Ballard *et al.*, 2002.[18]

A avaliação de um pediatra e a realização dos testes pertinentes a essa anomalia são fundamentais logo após o nascimento. Deve-se suspeitar de sua presença se as papilas ficam muito longas após a sucção; na presença de dor, fissuras papilares e mastite; e se o ganho de peso do lactente for baixo.

Quando bem indicada, a realização de frenotomia ou frenectomia promove melhora da sucção e significativa diminuição da dor.[18] Deve-se atentar, no entanto, para a superindicação desses procedimentos, já que estudo recente demonstrou que a diminuição da frenotomia de 11,3% em 2015 para 3,5% em 2017 não se associou a prejuízo da amamentação para o grupo que não foi submetido ao procedimento.[19]

Obstrução de ducto mamário

A dor causada pela obstrução de um ducto mamário tem início abrupto e é intensa desde o início da mamada. A apresentação clínica envolve espessamento nodular ou nódulo doloroso palpável no trajeto de um ducto mamário, sem sinais inflamatórios sistêmicos ou locais no restante da mama (Figura 2.2). O quadro pode estar associado, ainda, à obstrução de ducto superficial da papila, apresentando-se como um ponto esbranquiçado ou amarelado na saída do ducto na papila, facilmente visível.[20]

Os fatores de risco para a ocorrência de obstrução de ducto mamário são cirurgia ou biópsia mamária anterior, dificuldade técnica na amamentação, utilização de *tops* ou sutiãs apertados, diminuição abrupta nas mamadas, ingurgitamento mamário e infecções intraductais.

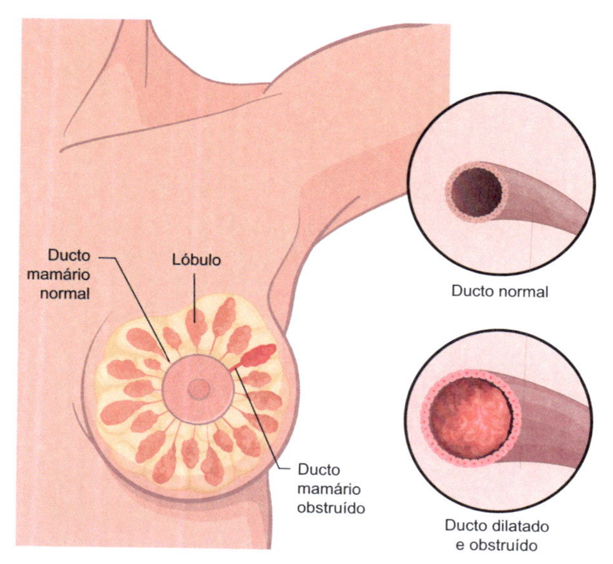

Figura 2.2. Imagem da anatomia mamária e ducto normal e obstruído.
Fonte: Adaptada de Mayo Foundation for Medical Education and Research.

O manejo do quadro consiste em drenagem adequada e completa da mama afetada a partir do esvaziamento com mamadas frequentes, nas quais o posicionamento do lactente deve ser modificado. A drenagem manual também pode ser realizada após as mamadas, tomando-se o cuidado de manipular a área nodular no sentido radial. Compressas mornas podem colaborar com esse processo.

Nos casos em que a obstrução é visível superficialmente na papila e não há resolução com as massagens e o esvaziamento mamário, recomenda-se a desobstrução do ducto visível com agulha estéril por profissional especializado.[3,20]

Dermatite de aréola

A dermatite tende a ser localizada inicialmente na área mais próxima da base da papila, mas pode se estender pela mama. A papila é menos comumente afetada.

Apresenta-se como erupção eritematosa com vesículas, crostas e erosões (Figura 2.3). As pacientes relatam prurido, dor e queimação na área afetada.

Podem-se classificar os casos como eczema atópico endógeno, dermatite de contato irritativa ou dermatite de contato alérgica.[21]

O manejo se inicia com uma boa anamnese, tendo como objetivos a identificação e a descontinuação de quaisquer potenciais alérgenos ou irritantes que precipitaram o quadro. Promover a hidratação local também é parte fundamental do tratamento. Recomenda-se, ainda, a associação de corticosteroide tópico de baixa potência, como mometasona ou hidrocortisona, por 1 a 2 semanas, após as mamadas. O produto deve ser retirado completamente da aréola antes

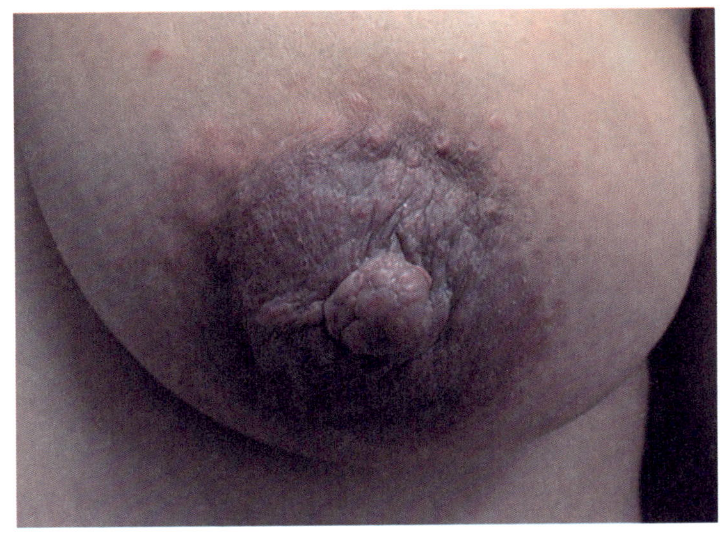

Figura 2.3. Eczema mamilar. Fonte: Barrett *et al.*, 2013.[23]

da mamada seguinte. Corticosteroide tópico de alta potência, como clobetasol ou betametasona, pode ser utilizado por períodos curtos (3 a 5 dias), em casos graves ou resistentes ao tratamento.[22]

Candidíase mamária

Muitas mulheres recebem o diagnóstico de candidíase mamária em quadros de papilas doloridas, em especial quando associado à dor profunda e queimação nas mamas. Há, no entanto, uma controvérsia considerável no diagnóstico de infecção por cândida na amamentação.[3] Por um lado, estudos demonstram a presença de *Candida* com maior frequência em mulheres sintomáticas que assintomáticas;[24,25] por outro, em pelo menos um terço das mulheres sintomáticas não se detecta *Candida* no leite materno, mesmo mediante a realização de testes com alta sensibilidade. Além disso, foi demonstrada associação dos sintomas com culturas positivas de *Staphylococcus* e *Streptococcus*.[26,27] Assim, por mais que seja razoável realizar o diagnóstico clínico e instituir o manejo empírico, que costuma ser efetivo, é importante atentar-se para a limitação das evidências de associação entre esses sintomas e a infeção por *Candida*.

O diagnóstico pode ser desafiador em alguns casos, mas usualmente observa-se dor mamária desproporcional ao achado do exame físico, história de candidíase oral ou de fralda no lactente ou vulvo-vaginal na mãe e exame físico demonstrando mamilos com aspecto avermelhado, brilhante e/ou descamativo.

O tratamento inclui antifúngico tópico na aréola, preferencialmente miconazol, após a mamada, retirando-se o excesso antes da próxima mamada, associado a um antifúngico oral para a lactante, como fluconazol na dose de 150 mg por 14 dias ou itraconazol na dose de 100 mg por 14 dias. O nível sérico atingido com esse tratamento costuma ser suficiente para que a concentração da substância no leite proporcione o tratamento do lactente. O lactente também deve ser tratado com nistatina em solução oral, administrando-se 0,5 mL em cada canto da boca 3 vezes por dia, ou com miconazol, passando-se uma fina camada na mucosa da boca 2 vezes por dia. Ao fazer uso do miconazol no lactente, deve-se tomar cuidado para não aplicar uma camada espessa, pois pode levar a quadros de engasgamento.[28]

Fenômeno de Raynaud

O fenômeno de Raynaud é caracterizado pelo vasoespasmo das arteríolas da aréola, causando isquemia intermitente e subsequente vasodilatação reflexa. Classicamente, o episódio de vasoespasmo apresenta-se com mudança de coloração bifásica ou trifásica da região (Figura 2.4). A dor que acompanha o vasoespasmo é descrita como intensa, em pontadas e geralmente dura toda a mamada. Os episódios podem ser precipitados pelo frio, pela alta frequência de mamadas, por estresse materno, pelo uso de cafeína e pelo tabagismo.[29]

O tratamento consiste em cessar o tabagismo, evitar cafeína e evitar exposição ao frio, bem como na aplicação de calor local (bolsa térmica) assim que o bebê soltar

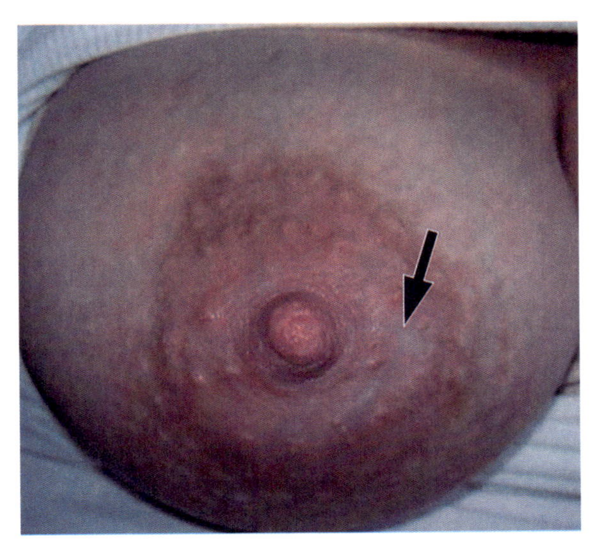

Figura 2.4. Fenômeno de Raynaud – seta mostrando área pálida do mamilo, com mudança da coloração acompanhada do quadro de dor. Fonte: Barrett *et al.*, 2013.[30]

o mamilo. As primeiras orientações costumam ser suficientes para a amenização do quadro. Para os casos refratários, indica-se o uso de nifedipina na apresentação de 10 mg ou amlodipina na apresentação de 5 mg, por via oral, na dose de até 3 tomadas ao dia (de acordo com os efeitos colaterais), por pelo menos 2 semanas.[30]

Alodinia (dor crônica ou dor funcional)

A dor ocorre ao leve toque ou ao contato com a roupa, geralmente associada à história de outras desordens dolorosas (fibromialgia e síndrome do intestino irritável, p. ex.). É descrita como uma dor de alta intensidade, do tipo fisgada ou queimação, podendo ou não estar associada à lesão visível. A sensação dolorosa se intensifica ao longo da mamada, pode piorar ao final e prolongar-se muito depois, ou até ser contínua entre as mamadas.

Observa-se melhora do quadro com a correção do posicionamento durante a mamada e podem-se utilizar anti-inflamatórios e analgésicos para seu alívio. É importante, ainda, garantir o esvaziamento das mamas caso a mãe não consiga amamentar em decorrência do quadro álgico. A paciente pode se beneficiar de tratamento psicológico e do uso de antidepressivos.[2]

Referências bibliográficas

1. Breastfeeding challenges: ACOG Committee Opinion Summary, number 820. Obstet Gynecol. 2021;137(2):394-5.
2. Berens P, Eglash A, Malloy M, Steube AM. ABM Clinical Protocol #26: Persistent pain with breastfeeding. Breastfeed Med. 2016;11(2):46-53.

3. Spencer J. Common problems of breastfeeding and weaning. In: Abrams SA, Drutz JE, eds. UpToDate. 2021 [jul 2021]. Disponível na Internet: https://www.uptodate.com (25 jan. 2022).
4. Dennis CL, Jackson K, Watson J. Interventions for treating painful nipples among breastfeeding women. Cochrane Database Syst Rev. 2014;(12):CD007366.
5. Abou-Dakn M, Fluhr JW, Gensch M, Wöckel A. Positive effect of HPA lanolin versus expressed breastmilk on painful and damaged nipples during lactation. Skin Pharmacol Physiol. 2011;24(1):27-35.
6. McClellan HL, Hepworth AR, Garbin CP, Rowan MK, Deacon J, Hartmann PE et al. Nipple pain during breastfeeding with or without visible trauma. J Hum Lact. 2012;28(4):511-21.
7. Buck ML, Amir LH, Cullinane M, Donath SM; CASTLE Study Team. Nipple pain, damage, and vasospasm in the first 8 weeks postpartum. Breastfeed Med. 2014;9(2):56-62.
8. Newton M, Newton NR. Postpartum engorgement of the breast. Am J Obstet Gynecol. 1951;61(3):664-7.
9. Berens P, Brodribb W. ABM Clinical Protocol #20: Engorgement, revised 2016. Breastfeed Med. 2016;11(4):159-63.
10. Scott JA, Binns CW, Oddy WH. Predictors of delayed onset of lactation. Matern Child Nutr. 2007;3(3):186-93.
11. Moon JL, Humenick SS. Breast engorgement: Contributing variables and variables amenable to nursing intervention. J Obstet Gynecol Neonatal Nurs. 1989;18(4):309-15.
12. Kujawa-Myles S, Noel-Weiss J, Dunn S, Peterson WE, Cotterman KJ. Maternal intravenous fluids and postpartum breast changes: A pilot observational study. Int Breastfeed J. 2015;10:18.
13. Alekseev NP, Vladimir II, Nadezhda TE. Pathological postpartum breast engorgement: Prediction, prevention, and resolution. Breastfeed Med. 2015;10(4):203-8.
14. Brzozowski D, Niessen M, Evans HB, Hurst LN. Breast-feeding after inferior pedicle reduction mammaplasty. Plast Reconstr Surg. 2000;105(2):530-4.
15. Zakarija-Grkovic I, Stewart F. Treatments for breast engorgement during lactation. Cochrane Database Syst Rev. 2020;9(9):CD006946.
16. LeFort Y, Evans A, Livingstone V, Douglas P, Dahlquist N, Donnelly B et al. Academy of Breastfeeding Medicine position statement on ankyloglossia in breastfeeding dyads. Breastfeed Med. 2021;16(4):278-81.
17. Messner AH, Lalakea ML, Aby J, Macmahon J, Bair E. Ankyloglossia: Incidence and associated feeding difficulties. Arch Otolaryngol Head Neck Surg. 2000;126(1):36-9.
18. Ballard JL, Auer CE, Khoury JC. Ankyloglossia: Assessment, incidence, and effect of frenuloplasty on the breastfeeding dyad. Pediatrics. 2002;110(5):e63.
19. Dixon B, Gray J, Elliot N, Shand B, Lynn A. A multifaceted programme to reduce the rate of tongue-tie release surgery in newborn infants: Observational study. Int J Pediatr Otorhinolaryngol. 2018;113:156-63.
20. Zhao C, Tang R, Wang J, Guan X, Zheng J, Hu J et al. Six-step recanalization manual therapy: A novel method for treating plugged ducts in lactating women. J Hum Lact. 2014;30(3):324-30.
21. Barankin B, Gross MS. Nipple and areolar eczema in the breastfeeding woman. J Cutan Med Surg. 2004;8(2):126-30.
22. Anderson PO. Topical drugs in nursing mothers. Breastfeed Med. 2018;13(1):5-7.
23. Barrett ME, Heller MM, Stone HF, Murase JE. Dermatoses of the breast in lactation. Dermatol Ther. 2013;26(4):331-6.
24. Andrews JI, Fleener DK, Messer SA, Hansen WF, Pfaller MA, Diekema DJ. The yeast connection: Is Candida linked to breastfeeding associated pain? Am J Obstet Gynecol. 2007;197(4):424.e1-4.

25. Panjaitan M, Amir LH, Costa AM, Rudland E, Tabrizi S. Polymerase chain reaction in detection of Candida albicans for confirmation of clinical diagnosis of nipple thrush. Breastfeed Med. 2008;3(3):185-7.
26. Hale TW, Bateman TL, Finkelman MA, Berens PD. The absence of Candida albicans in milk samples of women with clinical symptoms of ductal candidiasis. Breastfeed Med. 2009;4(2):57-61.
27. Jiménez E, Arroyo R, Cárdenas N, Marín M, Serrano P, Fernández L et al. Mammary candidiasis: A medical condition without scientific evidence? PLoS One. 2017;12(7):e0181071.
28. Drugs and lactation database (LactMed) [Internet]. Bethesda: National Library of Medicine; 2006. Disponível na Internet: https://www.ncbi.nlm.nih.gov/books/NBK501922/ (25 jan. 2022).
29. Jansen S, Sampene K. Raynaud phenomenon of the nipple: An under-recognized condition. Obstet Gynecol. 2019;133(5):975-7.
30. Barrett ME, Heller MM, Stone HF, Murase JE. Raynaud phenomenon of the nipple in breastfeeding mothers: An underdiagnosed cause of nipple pain. JAMA Dermatol. 2013;149(3):300-6.

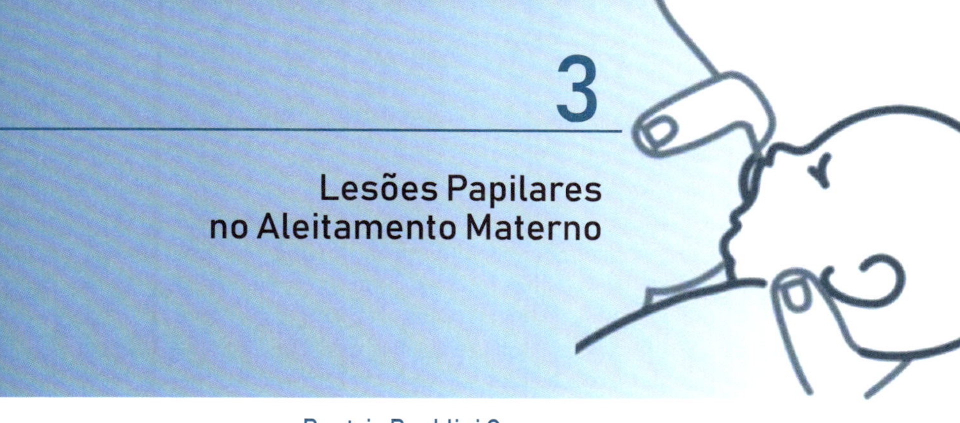

3

Lesões Papilares no Aleitamento Materno

Beatriz Baaklini Geronymo
Ana Paula Sanaiote Portela

Introdução

As fissuras e traumas papilares são comuns e temidos em razão da dor que causam, da possibilidade de perda de parte da papila e por levarem à interrupção da amamentação.

Epidemiologia

Até 58% das mulheres apresentarão algum tipo de fissura ou lesão no complexo aréolo-papilar na primeira semana do aleitamento materno, sendo que 8% delas apresentam persistência de lesão até a oitava semana do pós-parto.[1]

Etiologia

As lesões geralmente são causadas por:

- Posicionamento do lactente e sucção inadequados.[2,3]
- Anquiloglossia no lactente (graus variáveis de diminuição da mobilidade lingual por freio lingual muito curto).[4,5]
- Anormalidade no palato do lactente.[6]
- Lesões e anormalidades no complexo aréolo-papilar.[7]

Avaliação

O detalhamento do caso é importante para determinar o diagnóstico e instituir a intervenção necessária.[8] Deve conter:

- História: tipo de lesão, momento de início do quadro, duração e tratamentos realizados; duração e frequência das mamadas; uso de bicos artificiais, protetores de silicone e máquinas de ordenha; experiências anteriores de lactação; cirurgias prévias, uso de *piercing* ou implantes; e história de lesão papilar anterior.

- Exame físico:
  - Lactente: foco principalmente na cabeça e no pescoço. Devem ser investigados torcicolos congênitos, freio lingual ou labial, falhas no fechamento do lábio e alterações no palato, retrognatia, hipertrofia de adenoide com respiração bucal e hipotonia muscular de face ou pescoço.
  - Lactante: inspeção das papilas e das fissuras (Figuras 3.1 e 3.2); investigação de ductos obstruídos, dermatites e infecções; avaliação geral das mamas em busca de sinais flogísticos, ingurgitamento e coleções.
  - Observação da amamentação: avalia-se a técnica de amamentação envolvendo aspectos como posicionamento do lactente na mama, habilidade e técnica de sucção.

Diagnóstico

O melhor profissional para realizar a avaliação inicial de casos de fissuras e traumas mamilares são os especialistas em amamentação, pois grande parcela das lactantes apresentará melhora do quadro com correção do posicionamento do bebê e do posicionamento mamário no momento da lactação.[9] Outra parte da avaliação desses especialistas envolve a observação do movimento da sucção. Muitas vezes, os freios curtos e/ou espessos podem atrapalhar a movimentação da língua (anquiloglossia) e levar a uma sucção inadequada, o que gera traumas recorrentes no mamilo e um baixo ganho de peso do recém-nascido.[4,5,10] Ainda entre as possíveis causas vinculadas ao lactente, estão as tensões mandibulares. Fetos que se mantiveram pélvicos durante a gestação e aqueles que tiveram

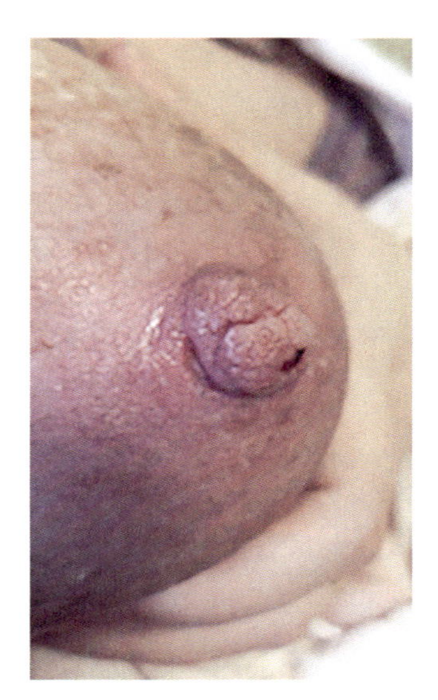

Figura 3.1. Fissura na transição aréolo-papilar. Fonte: Arquivo pessoal.

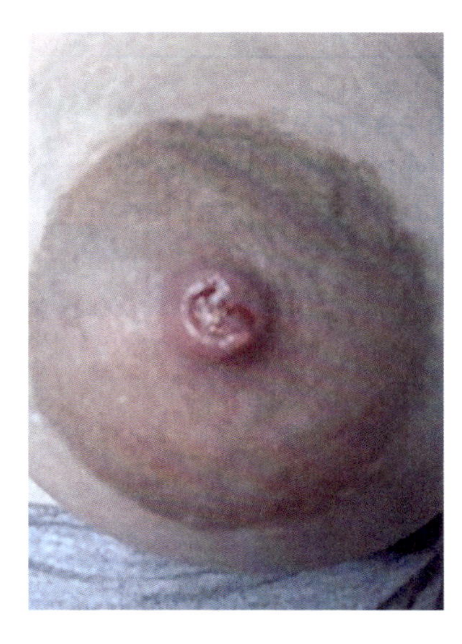

Figura 3.2. Lesão comprometendo grande parte da papila. Fonte: Arquivo pessoal.

partos instrumentais (com vácuo-extrator ou fórceps) ou com período expulsivo prolongado podem desenvolver tensão mandibular e imprimir força e movimentos gengivais que se assemelham a mordidas durante o processo de mamada.

Manejo inicial

Profissionais especializados em amamentação auxiliam a lactante com relação ao posicionamento e à técnica adequados. Podem utilizar, ainda, técnicas com liberação miofascial com o intuito de diminuir as tensões mandibulares e terapias farmacológicas no lactente, se necessário.

A frenotomia pode ser indicada e realizada por profissional capacitado quando protocolos de avaliação demonstrarem que o freio lingual prejudica as mamadas e/ou o processo de cicatrização.[11,12]

Substâncias cicatrizantes (pomada de lanolina, azul de metileno e pomada ou disco de hidrogel) costumam ser recomendadas para melhorar a dor e acelerar o processo de cicatrização das feridas, mesmo sem evidência forte o suficiente na literatura para indicar o seu uso.[13] Elas sempre são aplicadas após as mamadas, em uma fina camada sobre a lesão, e não há necessidade de retirar o excesso antes da próxima mamada caso haja resíduo.

A laserterapia com a utilização da fotobiomodulação com *laser* de baixa intensidade pode ser utilizada para analgesia, efeitos anti-inflamatórios e aceleração do processo de cicatrização nas lesões papilares, mas é controversa na literatura. Embora alguns estudos clínicos demonstrem uma melhora da dor nas lesões papilares após a utilização do *laser*,[14-16] estudo clínico de um grupo brasileiro não confirmou essa diferença considerando protocolos diferentes de duração de tratamento e reavaliação.[16,17] Na prática, a técnica é recomendada para analgesia das lesões, com uma melhora na percepção da dor após a segunda ou terceira aplicação, que podem ser feitas em dias consecutivos.

O capuz de prata também pode ser recomendado para alívio da dor. Funciona como barreira mecânica do mamilo. Alguns estudos demonstram, ainda com baixa evidência, uma possível ação antibacteriana e antifúngica da prata em contato com a pele, o que proporcionaria um menor risco de infecção para as lesões já existentes.[18,19] São necessários mais estudos para confirmação dessa hipótese.

Manejo de casos complicados

Os mastologistas atendem cerca de 10% dos casos de feridas. Em geral, essas lactantes apresentam mais de 15 dias de evolução do quadro e as feridas não cicatrizaram com as técnicas apresentadas para manejo inicial. O desafio nesses casos é manter a amamentação e ao mesmo tempo proporcionar ambiente para a cicatrização da ferida.

Recomenda-se avaliar o tempo de lesão e correlacionar o tempo com a fisiologia das fases de cicatrização de uma ferida (Figura 3.3).[20] Assim, sugere-se examinar a lesão a fim de identificar características, como profundidade e extensão com relação à área do mamilo, sinais flogísticos e presença de tecido desvitalizado ou necrótico. Outra avaliação importante envolve checar se o complexo aréolo-papilar tem fácil distensibilidade e se a mama da paciente está muito túrgida ou ingurgitada. Deve-se manter um ambiente propício para cicatrização

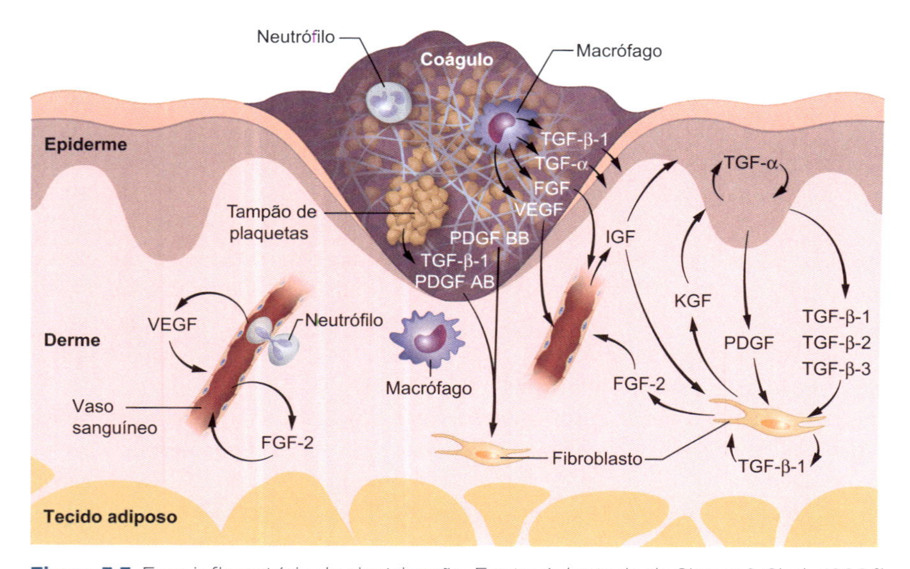

Figura 3.3. Fase inflamatória da cicatrização. Fonte: Adaptada de Singer & Clark, 1999.[21]

da região lesada e minimizar fatores que atrapalhem esse processo, como a presença de tecido desvitalizado, infecções e traumas recorrentes.

Nas feridas com sinais de tecido desvitalizado ou secreção de fibrina em grande quantidade, indica-se a aplicação da colagenase no local da lesão a cada 12 horas, durante 48 horas. A interrupção da amamentação nessa mama durante 48 a 72 horas também é indicada para que o lactente não entre em contato com a colagenase e para que aquele mamilo fique sem o atrito da sucção, afim de facilitar o processo de cicatrização. Durante o período de pausa, a lactante deve ser orientada a realizar ordenhas frequentes (com a técnica adequada) para manter a produção e evitar outras complicações. O lactente deve receber o leite de maneira segura para a manutenção do aleitamento.

Após a realização do debridamento químico, observa-se uma ferida com boa vascularização e bordos bem definidos, o que facilita o acompanhamento da cicatrização. Nessa fase, orienta-se uso de soro fisiológico para limpeza da lesão após todas as mamadas e após o banho. Em seguida à limpeza, pode-se aplicar sobre a lesão óleo de ácido graxo essencial para ajudar o processo de cicatrização e, ao mesmo tempo, promover um isolamento mecânico da lesão com relação ao tecido da roupa da paciente.

Concomitantemente ao processo de revitalização promovido com o uso da colagenase, do soro fisiológico e do óleo de ácido graxo essencial, orienta-se o uso de antibiótico para tratamento de possíveis infecções da ferida que venham a atrapalhar o processo de cicatrização. A cefadroxila ou cefuroxima são boas escolhas para o uso nesse contexto, sendo indicadas por 7 a 10 dias, a depender da área de acometimento do mamilo. Deve-se evitar a cefalexina por estar associada a padrões de resistência bacteriana.

Nos casos em que a mama e o complexo aréolo-papilar são pouco distensíveis e a mama parece estar sempre ingurgitada, a paciente deve realizar massagem de forma circular na mama e aréola e, se necessário, ordenhar manualmente a mama antes da amamentação até que a região da aréola esteja macia e flexível o suficiente para o lactente abocanhá-la corretamente, diminuindo as chances de escape da pega e piora das lesões já existentes.

Referências bibliográficas

1. Buck ML, Amir LH, Cullinane M, Donath SM; CASTLE Study Team. Nipple pain, damage, and vasospasm in the first 8 weeks postpartum. Breastfeed Med. 2014;9(2):56-62.
2. Blair A, Cadwell K, Turner-Maffei C, Brimdyr K. The relationship between positioning, the breastfeeding dynamic, the latching process and pain in breastfeeding mothers with sore nipples. Breastfeed Rev. 2003;11(2):5-10.
3. Walker M. Conquering common breast-feeding problems. J Perinat Neonatal Nurs. 2008;22(4):267-74.
4. Ballard JL, Auer CE, Khoury JC. Ankyloglossia: Assessment, incidence, and effect of frenuloplasty on the breastfeeding dyad. Pediatrics. 2002;110(5):e63.
5. LeFort Y, Evans A, Livingstone V, Douglas P, Dahlquist N, Donnelly B et al. Academy of Breastfeeding Medicine position statement on ankyloglossia in breastfeeding dyads. Breastfeed Med. 2021;16(4):278-81.

6. Kaye A, Cattaneo C, Huff HM, Staggs VS. A pilot study of mothers' breastfeeding experiences in infants with cleft lip and/or palate. Adv Neonatal Care. 2019;19(2):127-37.
7. Butler L, Mowad C. Allergic contact dermatitis in dermatologic surgery: Review of common allergens. Dermatitis. 2013;24(5):215-21.
8. Breastfeeding challenges: ACOG Committee Opinion Summary, number 820. Obstet Gynecol. 2021;137(2):394-5.
9. Shimoda GT, Soares AVN, Aragaki IMM, McArthur A. Preventing nipple trauma in lactating women in the University Hospital of the University of Sao Paulo: A best practice implementation project. JBI Database System Rev Implement Rep. 2015;13(2):212-32.
10. Messner AH, Lalakea ML, Aby J, Macmahon J, Bair E. Ankyloglossia: Incidence and associated feeding difficulties. Arch Otolaryngol Head Neck Surg. 2000;126(1):36-9.
11. Kent JC, Ashton E, Hardwick CM, Rowan MK, Chia ES, Fairclough KA et al. Nipple pain in breastfeeding mothers: Incidence, causes and treatments. Int J Environ Res Public Health. 2015;12(10):12247-63.
12. Dixon B, Gray J, Elliot N, Shand B, Lynn A. A multifaceted programme to reduce the rate of tongue-tie release surgery in newborn infants: Observational study. Int J Pediatr Otorhinolaryngol. 2018;113:156-63.
13. Dennis CL, Jackson K, Watson J. Interventions for treating painful nipples among breastfeeding women. Cochrane Database Syst Rev. 2014;(12):CD007366.
14. Pietschnig B, Pani M, Kafer A, Wais EB, Lischka A. Use of soft laser in the therapy of sore nipples in breastfeeding women. Adv Exp Med Biol. 2000;478:437-8.
15. Chaves MEA, Araujo AR, Santos SF, Pinotti M, Oliveira LS. LED phototherapy improves healing of nipple trauma: A pilot study. Photomed Laser Surg. 2012;30(3):172-8.
16. Coca KP, Marcacine KO, Gamba MA, Corrêa L, Aranha AC, Abrão AC. Efficacy of low-level laser therapy in relieving nipple pain in breastfeeding women: A triple-blind, randomized, controlled trial. Pain Manag Nurs. 2016;17(4):281-9.
17. Camargo BTS, Coca KP, Amir LH, Corrêa L, Aranha ACC, Marcacine KO et al. The effect of a single irradiation of low-level laser on nipple pain in breastfeeding women: A randomized controlled trial. Lasers Med Sci. 2020;35(1):63-9.
18. Marrazzu A, Sanna MG, Dessole F, Capobianco G, Piga MD, Dessole S. Evaluation of the effectiveness of a silver-impregnated medical cap for topical treatment of nipple fissure of breastfeeding mothers. Breastfeed Med. 2015;10(5):232-8.
19. Alexander JW. History of the medical use of silver. Surg Infect (Larchmt). 2009;10(3):289-92.
20. Childs DR, Murthy AS. Overview of wound healing and management. Surg Clin North Am. 2017;97(1):189-207.
21. Singer AJ, Clark RAF. Cutaneous wound healing. N Engl J Med. 1999;341(10):738-46.

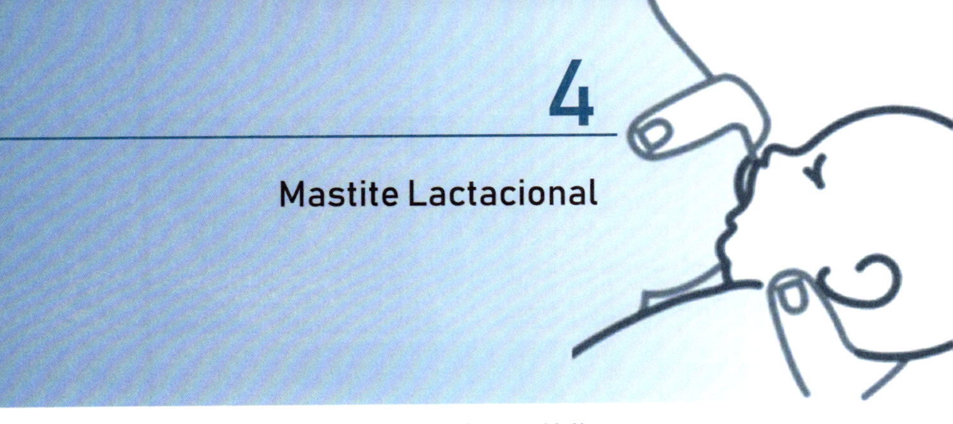

4

Mastite Lactacional

Mayka Volpato dos Santos Vello

Introdução

Muitos fatores influenciam a decisão da mulher de desmamar e o principal motivo está associado a complicações na lactação, como dor e mastite.

Segundo a Organização Mundial da Saúde (OMS), a mastite é definida como uma condição inflamatória da mama que pode ser acompanhada de infecção[1] e a mastite lactacional, puerperal ou da lactação a inflamação da glândula que ocorre em mulheres em fase de aleitamento materno.

Epidemiologia

Acredita-se que 3% a 20% das mulheres desenvolvem pelo menos um episódio de mastite durante o período de amamentação. Na maioria dos casos, essa complicação ocorre nas 6 primeiras semanas do aleitamento, e pode ser observada em qualquer fase da amamentação, inclusive no desmame.[2]

Fisiopatologia

Quando se trata de quadro infeccioso, o patógeno pode entrar no parênquima mamário materno de diferentes formas:

- Diretamente pelo ducto lactífero, acometendo os lobos.
- Por meio de fissuras, comprometendo o sistema periductal linfático.
- Pela via hematogênica.

A causa principal da mastite puerperal é a estase láctea associada a trauma papilar.[1] Os fatores que costumam levar à estase láctea são:

- Obstrução ductal (p. ex., cirurgia mamária prévia, sutiã apertado, cinto de segurança, uso de conchas de forma incorreta).[2]

- Hipergalactia.
- Esvaziamento ineficiente.

O trauma papilar, por sua vez, pode ser causado principalmente por:

- Posicionamento incorreto do bebê.
- Uso de bombas extratoras de leite ou expressão da papila.
- Anquiloglossia.

Fatores de risco

Os Quadros 4.1 e 4.2 apresentam os principais fatores de risco e mecanismos facilitadores da mastite da lactação, relacionados, respectivamente, com a mãe e o lactente.

Microbiologia

Em geral, as mastites são polimicrobianas,[3] mas a bactéria *Staphylococcus aureus* é o agente mais comum, sendo responsável por mais da metade dos casos.

Outros patógenos incluem *Staphylococcus epidermidis, Streptococcus pyogenes* (grupo A ou B), *Escherichia coli,* espécies de Bacteroides, espécies de *Corynebacterium* e *Staphylococcus* coagulase-negativos.

Diagnóstico

O diagnóstico é clínico. A mastite costuma acometer apenas uma mama, sendo rara a infecção bilateral concomitante. Inicialmente, observa-se o endurecimento de uma região da mama, indicando apenas estase do leite nesse sítio.

Quando ocorre a estase láctea, uma resposta inflamatória local é desencadeada. Citocinas e fatores como a interleucina 8, encontrados no leite materno, são extremamente importantes para evitar infecções, além de proteger o recém-nascido.[1] Após 12 a 24 horas, se a mama não for esvaziada adequadamente,

Quadro 4.1. Fatores de risco e mecanismos facilitadores da mastite lactacional relacionados com o lactente

Fatores de risco do lactente	Mecanismos
Anquiloglossia e outras disfunções orais	Predispõe a fissuras de difícil cicatrização pelo trauma crônico e promove esvaziamento ineficaz
Sucção não nutritiva prolongada	Provoca trauma papilar e estimula a hiperlactação
Posicionamento incorreto	Provoca trauma papilar

Quadro 4.2. Fatores de risco e mecanismos facilitadores da mastite lactacional relacionados com a mãe

Fatores de risco maternos	Mecanismos
Primíparas e mulheres claras	Pele frágil facilita fissuras
Mamilos umbilicados, planos, pequenos, invertidos, semi-invertidos ou pouco elásticos	Dificulta a preensão do recém-nascido, facilitando a pega incorreta e trauma
Defeito anatômico na mama, mamoplastia ou cicatriz de manipulação prévia	Predispõe a obstrução ductal e ingurgitamento e interfere no fluxo de leite
Alteração fibrocística da mama	Interfere no fluxo de leite
Corpo estranho (implante de silicone e *piercing* no mamilo)	Interfere no fluxo de leite e predispõe à colonização bacteriana
Raspagem ou extração de pelos da aréola e feridas nos tubérculos de Montgomery	Oferece uma porta de entrada para infecção
Dermatoses como psoríase e eczema com uso de corticosteroide tópico	Predispõe à atrofia da pele, fissuras e disbiose
Excesso de higiene mamilar	Remove a proteção natural, alterando a flora normal, e predispõe a disbiose
Uso de hidratantes locais durante o pré-natal	Aumenta a sensibilidade e predispõe ao trauma
Aplicação repetida de creme antifúngico para candidíase mamilar	Altera a flora normal e provoca disbiose
Doença autoimune em atividade, desnutrição e imunossupressão (incluindo diabetes)	Altera o sistema imunológico e predispõe à disbiose
Hospedeiro positivo para *Staphylococcus aureus*	Provoca colonização constante e disbiose
Estresse materno e fadiga excessiva	Altera o sistema imunológico e provoca disbiose
Tabagismo	Prejudica o reflexo de ejeção do leite materno e aumenta o risco de ingurgitamento

pode haver piora da dor e surgir hiperemia local, e em alguns casos fadiga, prostração, febre, calafrios, tremores e febre acima de 38ºC. Nessa situação, um antibiótico deve ser empregado.[2] Se não tratada corretamente, a mastite pode evoluir com a formação de abscessos, acometimento sistêmico e sepse, o que se classifica como mastite complicada.

Um exame de imagem pode ser necessário caso haja suspeita de coleção. A ultrassonografia é o exame de escolha. É importante destacar que o diagnóstico pode ser mais difícil na fase pré-supurativa da infecção.[4] Nas imagens, podem-se observar espessamento da pele, áreas de diminuição da ecogenicidade do parênquima, aumento da vascularização ao doppler colorido e linfadenopatia axilar de característica inflamatória.[5]

O abscesso é caracterizado por lesão hipoecoica heterogênea, complexa, de forma variada, com margens não circunscritas, irregulares ou pouco definidas, com possibilidade de formação de septos. Apresenta vascularização periférica e reforço acústico posterior, podendo apresentar pontilhado ecogênico central que corresponde a tecido degenerado.[5]

A ultrassonografia também é o exame de escolha para orientar punções, avaliar a extensão da infecção e definir a melhor abordagem a ser instituída. O material aspirado (fluidos, pus e/ou sangue) deve ser enviado para estudos microbiológicos.

Para casos rotineiros de mastite, não se indica uma biópsia. Para todos os outros casos com apresentação atípica, diagnóstico incerto ou uma potencial complicação (p. ex., infecção recorrente ou falha no tratamento), a biópsia pode ser justificada. Sugere-se biópsia percutânea por agulha grossa.[4]

Não há utilidade a da cultura do leite materno para definir sobre a antibioticoterapia em mães lactantes com mastite ou abscesso mamário,[1] já que uma grande variedade de bactérias pode habitar o ecossistema mamário durante um período saudável de lactação, incluindo espécies potencialmente causadoras de mastite. Além disso, a flora endógena da mama é semelhante à presente na pele.

Embora a presença de bactérias patogênicas e/ou altas contagens bacterianas (> 10.000/mL de leite) sejam indicativas de mastite, o valor preditivo desses achados é baixo.[1] Apesar disso, uma perturbação do equilíbrio na flora bacteriana pode provocar disbiose (desequilíbrio da flora e supercrescimento bacteriano ductal) e, eventualmente, levar à mastite.[6]

Destaca-se que muitas lactantes com bactérias potencialmente patogênicas na pele ou no leite não desenvolverão mastite, ao passo que muitas mulheres que desenvolvem mastite podem não apresentar organismos patogênicos no leite.[1]

Mastite subclínica e disbiose mamária

Na literatura veterinária, a mastite subclínica tem importância, pois identificou-se que o leite tem seu sabor alterado e sua produção na mama afetada é diminuída, o que exige tratamento para melhorar a produtividade e a qualidade do leite.

De acordo com a OMS, a mastite subclínica em humanos é definida como uma alteração inflamatória da mama decorrente do aumento da interleucina 8 e do aumento da relação sódio/potássio no leite, na ausência de sinais de mastite clínica na mama lactante.[1] Não existe literatura médica sobre o assunto e na prática clínica não faz parte da rotina avaliar os componentes do leite materno, o que torna esse diagnóstico controverso.

Muitos autores consideram a dor mamária refratária como sintoma de uma possível mastite subclínica e, por conta disso, empregam antibióticos como tratamento. Argumenta-se, no entanto, que esses casos podem ser de disbiose mamária com supercrescimento bacteriano ductal e não de mastite infecciosa propriamente dita. Na disbiose, o uso de probióticos parece mais pertinente que a antibioticoterapia, mas não há comprovação no alívio da dor.[7]

Diagnóstico diferencial

- Apojadura ou lactogênese do tipo II: ocorre do terceiro ao quinto dia do pós-parto, sempre é bilateral e generalizada, e melhora após as mamadas. Podem ocorrer eritema, aumento da temperatura e febre leve ("febre do leite"), mas, em geral, não se observam edema e sintomas sistêmicos.
- Obstrução de ducto mamário: observa-se área de estase láctea sem distensão de tecido mamário e sem sintomas sistêmicos.
- Galactocele: caracteriza-se pela presença de um cisto de retenção de leite que não costuma ser doloroso e não apresenta sintomas sistêmicos.
- Sensibilidade mamilar: não costuma apresentar evidências de trauma mamilar, características de inflamação da mama ou febre. A sensibilidade mamilar característica da amamentação geralmente diminui assim que a sucção é iniciada, enquanto a dor por trauma ou infecção persiste ou aumenta.
- Lesões dermatológicas: psoríase, dermatite de contato e eczemas devem ser investigados.
- Necrose gordurosa: de maneira geral, resulta em uma massa mamária sensível, redonda e firme, e a pele ao redor do nódulo pode apresentar reentrâncias. A inflamação não é uma característica comum nesses casos, com exceção dos casos em que há uma infecção associada.
- Fibroadenoma: apresenta-se como um nódulo não doloroso, endurecido e bem circunscrito.
- Costocondrite: apresenta-se como dor esternal localizada que piora com a atividade física. A dor pode irradiar e, tipicamente, observa-se um edema localizado a cerca de 4 cm da borda esternal.
- Doença de Mondor: caracterizada pela tromboflebite de uma veia superficial. Pode causar mastalgia e uma massa do tipo cordão com possível ondulação da pele, geralmente localizada nos quadrantes inferiores. A visualização do cordão é facilitada pela elevação da mama ou abdução do braço.
- Fasceíte necrotizante: as pacientes podem apresentar febre, calafrios e dor extrema associada ao rápido avanço do eritema cutâneo e à possível cianose.
- Carcinoma inflamatório: deve ser considerado quando a mastite não se resolve com tratamento adequado e a mama persiste com eritema, edema e *peau d'orange* (acometimento da pele semelhante à casca de

laranja), além da presença de linfonodo axilar palpável. O achado de câncer de mama durante a gestação e a lactação, em geral, não difere muito da paciente não grávida; no entanto, alguns achados ultrassonográficos podem ser suspeitos e devem ser investigados com biópsia.[3]

Tratamento

O objetivo do tratamento da mastite é o manejo oportuno e adequado para prevenir a mastite complicada com abscesso mamário.

Esvaziamento eficaz e correto da mama é mandatório para sucesso do tratamento, por isso as lactantes devem ser encorajadas a amamentar mais frequentemente, começando pela mama afetada, e sempre ordenhar (manualmente ou com bomba) caso permaneçam com leite nas mamas, mantendo-as sempre esvaziadas. Esse processo deve ser repetido com frequência (p. ex., amamentar ou ordenhar de 8 a 12 vezes por dia) a fim de promover a remoção efetiva do leite.

Se a mama estiver ingurgitada, orienta-se a realização de massagem circular durante as mamadas nos locais enrijecidos, no sentido radial, iniciando-se pela aréola e lembrando que o bebê só consegue realizar a pega correta se o mamilo estiver flexível, ou seja, sem leite na projeção da aréola.

O uso de óleos "comestíveis" facilita a massagem e a fluidificação do leite por transferência de energia cinética promovendo o rompimento das interações intermoleculares que se estabelecem no leite acumulado no interior da mama, além de estimular a síntese de ocitocina necessária ao reflexo de ejeção do leite.

Quanto ao posicionamento do bebê, deve ser feito em diagonal com o quadrante acometido (p. ex., se o quadrante supero lateral está acometido, o bebê deverá ser posicionado com o queixo no quadrante inferomedial).

Compressas quentes ou mornas são contraindicadas. O uso de compressas frias, por outro lado, parece auxiliar, mas não há comprovação científica categórica quanto aos seus benefícios. Em geral, as compressas frias são utilizadas para reduzir o fluxo lácteo e o ingurgitamento, e também favorecem a redução do edema e da dor; no entanto, se a mama estiver muito túrgida, a vasoconstrição aumenta a dor e torna mais difícil a expressão do leite, além de poder causar efeito rebote, com vasodilatação e piora do ingurgitamento e da dor.

O uso de compressas de folhas de repolho verde resfriadas também é indicado no ingurgitamento. O preparo das folhas é muito simples e consiste em: lavar e secar algumas folhas, colocar dentro de um saquinho plástico e levar ao congelador por 30 minutos (tempo necessário para congelamento). Para fazer a compressa, cada folha deve ser retirada do saco plástico e colocada sobre a mama, cortando-se um pedaço para que a área do mamilo fique exposta. As folhas devem ficar sobre as mamas até descongelarem e chegarem à temperatura ambiente. Depois do uso, devem ser descartadas. Essa compressa pode ser repetida algumas vezes ao dia e não prejudica em nada a amamentação.

Em lactantes com mamas ingurgitadas, pode-se promover o escoamento lácteo com o uso de ocitocina por via nasal (1 a 2 *puffs* em cada narina), 5 minutos antes das mamadas ou da ordenha.

Nos casos de grande produção de leite (hipergalactia), a ordenha ampla das mamas promoveria maior descida de leite nesses casos, por isso não é indicada. Orientam-se, nesses casos, apenas a ordenha de alívio e a colocação de um *top* que contenha a mama ou de uma faixa justa (sem apertar).

A aplicação de bandagem elástica funcional (*kinesio tape*) não tem eficácia comprovada e, portanto, não deve fazer parte do tratamento de edema, ingurgitamento, dor mamária e mastite.

Laserterapia de baixa intensidade e aplicação de luz de LED vêm sendo bastante utilizadas no tratamento das fissuras mamilares com objetivo de melhorar o processo inflamatório, a cicatrização, o edema e a dor; no entanto, existem poucos estudos envolvendo casos de mastite, e portanto, essas técnicas não devem ser indicadas.

A acupuntura, por sua vez, parece auxiliar na diminuição dos sintomas do ingurgitamento mamário, mas não há estudos robustos sobre o assunto validando a eficácia na prática.

Tratamento medicamentoso

O uso empírico de antibióticos ainda é a abordagem mais comum para tratar mastite; no entanto, muitos casos não respondem a essa terapia, uma vez que os agentes causadores de mastite estão se tornando cada vez mais resistentes aos antimicrobianos em razão de mecanismos de resistência intrínseca, da presença de genes transmissíveis de resistência a antibióticos e/ou da formação de biofilmes.[8] Essas altas taxas de resistência antimicrobiana entre as bactérias causadoras de mastite têm relevância clínica para a escolha das melhores opções de tratamento.

É importante destacar, ainda, que antibióticos de amplo espectro podem alterar a composição bacteriana do leite, prejudicando a transmissão vertical de microrganismos pelo aleitamento materno.

Nesse contexto, são necessárias novas estratégias para o manejo da mastite. Parecem adequadas a modulação das comunidades bacterianas mamárias por meio da seleção e da aplicação de cepas probióticas que foram originalmente isoladas do leite humano.[9]

Sugere-se, assim, em um estágio inicial, manejar o quadro clínico com medicamentos sintomáticos, como analgésicos e anti-inflamatórios. Os antibióticos serão utilizados caso a dor se agrave ou dure mais de 12 a 24 horas associada à hiperemia e sintomas sistêmicos.[1,2,10]

As evidências sobre o tratamento de mastite são bastante limitadas e o tratamento empírico inclui antibióticos com espectro de tratamento para o S. *aureus*. O tempo de tratamento entre 10 e 14 dias parece prevenir reinfecções e um ciclo de 7 dias pode ser utilizado se a resposta for rápida e completa e se não houver complicações.

Na mastite simples, sugere-se a administração por via oral de:

- Primeira opção: Cefadroxila na dose de 500 mg a 1.000 mg, a cada 12 horas.
- Segunda opção:

- Cefuroxima na dose de 250 mg a 500 mg, a cada 12 horas ou
- Cefaclor na dose de 250 mg a 500 mg, a cada 8 horas ou
- Clindamicina na dose de 300 mg a 600 mg, a cada 6 horas.

Destaca-se que a utilização da cefalexina deve ser evitada empiricamente em razão do alto risco de resistência bacteriana.

Essas substâncias são consideradas seguras durante a lactação, pois as quantidades excretadas no leite são mínimas em razão de sua alta taxa de ligação com as proteínas plasmáticas maternas.

A manutenção da amamentação está indicada mesmo no curso da infecção, porque o leite materno é rico em anticorpos e fatores antibacterianos e as toxinas das bactérias, quando ingeridas, são destruídas no tubo digestivo do lactente.

A infecção por *S. aureus* meticilina-resistente (MRSA; do inglês, *methicillin-resistant Staphylococcus aureus*) tem aumentado em muitas regiões e os padrões de resistência local precisam ser considerados.[3] As pacientes mais suscetíveis a esses patógenos são HIV-positivas (do inglês, *human immunodeficiency virus*), drogaditas e imunossuprimidas. Nesses casos, sugere-se como primeira opção o uso de clindamicina na dose de 300 mg a 600 mg, a cada 6 horas.

Mastite complicada

A mastite complicada é caracterizada pelo aparecimento de abscesso e ocorre em 3% a 11% das mastites lactacionais.

Parto cesáreo, distúrbio de lactação anterior, trauma mamilar precoce, manipulação precoce da mama para extração de leite (manualmente ou com o uso de bomba) e mamilos planos ou invertidos são os principais fatores de risco para abscesso lactacional.

Clinicamente, as pacientes apresentam mamas eritematosas e edemaciadas, e a suspeita clínica de abscesso associado é levantada quando há área flutuante.

Após a confirmação pela ultrassonografia, a coleção deve ser tratada com aspiração por agulha ou drenagem cirúrgica. De acordo com as melhores práticas, os cirurgiões parecem superutilizar a aspiração por agulha.[12]

A abordagem inicial com aspiração por agulha é mais apropriada para a drenagem de abscesso quando a pele subjacente é normal (ou seja, eritematosa, mas não isquêmica). Podem ser puncionadas as coleções únicas, uniloculadas e menores que 5 cm.[13,14] (Figura 4.1).

Usualmente, o procedimento é realizado com agulha de calibre 40 × 12 mm e anestesia local. O uso de um trato oblíquo para se aproximar da cavidade ajuda a reduzir a incidência de formação de fístula.

A paciente deve ser reexaminada a cada 2 a 3 dias ou mais, a depender da imagem da cavidade no exame ultrassonográfico.

Deve-se repetir a aspiração de forma semelhante até que não haja mais fluido visível na cavidade do abscesso ou até que o fluido aspirado seja seroso.

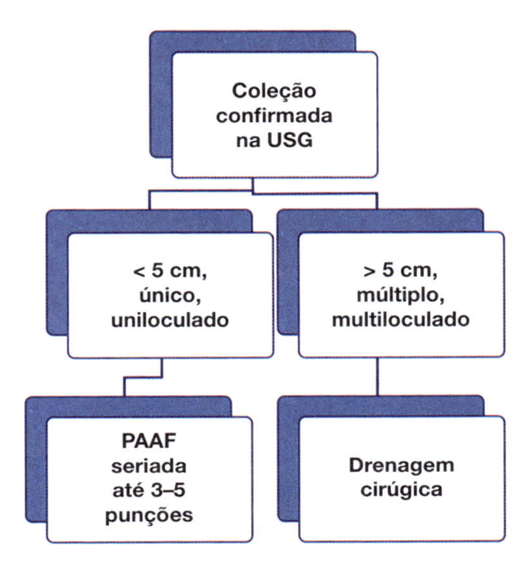

Figura 4.1. USG: ultrassonografia; PAAF: punção aspirativa por agulha fina. Fonte: Desenvolvida pela autoria.

É usual que, na segunda aspiração, o pus seja mais fino e, posteriormente, se transforme em fluido seroso. Poucos abscessos requerem mais de duas ou três aspirações.

O risco de falha da aspiração por agulha é maior em abscessos maiores do que 5 cm de diâmetro, porém há vários trabalhos e relatos de casos com punções seriadas em abscessos até 7 cm ou maiores com desfechos satisfatórios. Essa não é a rotina da maioria dos centros médicos.

Os abscessos menores que 3 cm apresentam resultados mais favoráveis e muitas vezes resolutivos com apenas uma punção. Se a pele subjacente estiver comprometida (p. ex., com isquemia ou necrose, ou nos casos em que o abscesso não responde à antibioticoterapia e à aspiração por agulha após três a cinco tentativas, a drenagem cirúrgica é indicada.

A drenagem cirúrgica é a recomendação de terapia de primeira linha para abscessos mamários maiores que 5 cm, multiloculados e múltiplos.[4,15]

A incisão indicada é arciforme na pele, enquanto no parênquima é a radiada, para evitar a formação de fístula. Deve ser feita no local exato da flutuação e de preferência com uma distância mínima de 2 cm do complexo aréolo-papilar para que a amamentação não seja interrompida e para evitar que o material drenado do abscesso tenha contato direto com a boca do bebê. A inserção de dreno de Penrose por 24 horas costuma ser suficiente e é mandatória. Há vários trabalhos mostrando que a simples drenagem do abscesso não é inferior à drenagem associada ao ciclo de antibiótico.[16]

Após a retirada do dreno, espera-se a saída de leite pela ferida, que fecha espontaneamente com tempo variável a depender da profundidade do abscesso e da extensão da incisão. Apesar de não haver dados na literatura sobre o tempo exato de fechamento da ferida, devem-se orientar alguns cuidados locais, como o uso de soro fisiológico para limpeza da lesão e de óleo de ácido graxo essencial para ajudar no processo de cicatrização.

A amamentação deve ser mantida normalmente. Caso a paciente se incomode com a saída de leite durante a amamentação, o bebê pode ser amamentado somente na mama contralateral até a resolução do quadro a fim de diminuir o fluxo de leite na mama acometida.

Na prática profissional, podem aparecer casos de feridas extensas e de difícil cicatrização (Figura 4.2). Nessas situações, é recomendável a utilização

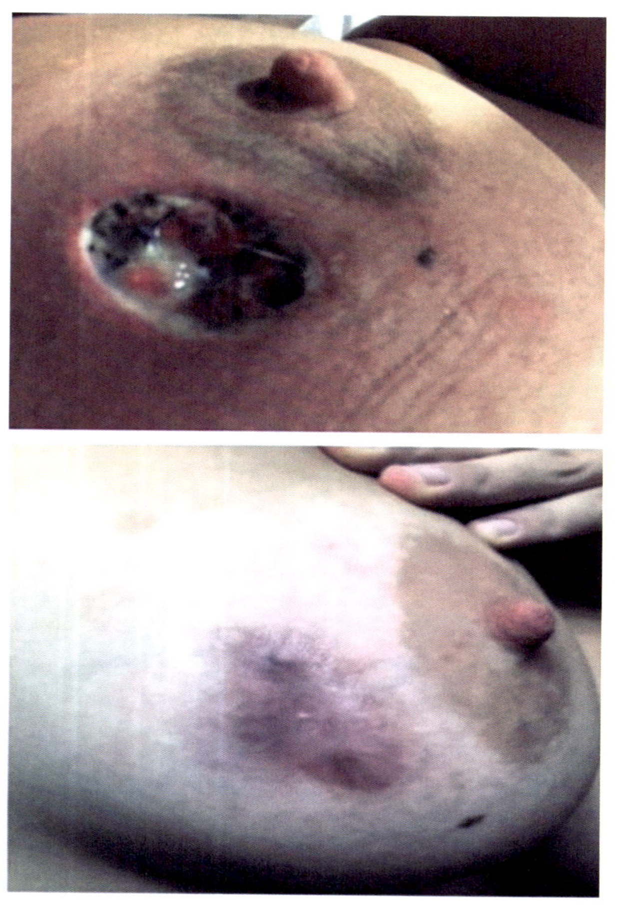

Figura 4.2. Seguimento de abscesso drenado cirurgicamente com fechamento por segunda intenção e por tempo prolongado. Fonte: Acervo da autoria.

de pomadas com colagenase e cloranfenicol caso haja tecido desvitalizado e que necessite de debridamento químico. Nos casos mais graves, há, ainda, a possibilidade do uso de curativo a vácuo, o que indica o acompanhamento paralelo com equipe especializada em feridas.

A câmara hiperbárica é uma opção terapêutica nos casos extensos e refratários, porém seu uso é limitado, pois, em geral, são necessárias 10 a 20 sessões, com duração de 90 minutos cada, o que dificulta a adesão. Destaca-se, ainda, que os casos atípicos refratários necessitam de melhor investigação, na qual a avaliação histopatológica e culturas específicas podem ser necessárias.

O desenvolvimento de uma fístula de leite é raro no cenário atual de aspiração ou incisão cirúrgica para drenagem. Ocorre mais comumente no cenário de drenagem cirúrgica extensiva com inserção de drenos grandes (procedimento raramente necessário e cada vez menos realizado) ou quando o cirurgião opta por incisão estética, e não no local da flutuação, criando um pertuito mais longo e desnecessário. A fístula de leite causada por biópsia de fragmento é rara,[17] assim como a fístula espontânea.[18]

Não há indicação de tratamento cirúrgico para fístula de leite, pois se resolve espontaneamente ou, caso seja persistente, com a cessação ou a inibição da lactação.

Se um abscesso mamário for tratado com antibióticos na ausência de drenagem, o pus localizado pode se tornar estéril com uma grossa cobertura de tecido fibroso. Essa condição é conhecida como antibioma e se manifesta como um espessamento suave, firme e indolor. Essa formação pode ser tratada de forma semelhante a outros abscessos mamários, com aspiração, mas pode necessitar de mais tempo para ser resolvida. A excisão não se justifica. Por outro lado, na suspeita de contaminação bacteriana de um implante mamário ou de qualquer corpo estranho infectado, existe indicação para remoção do corpo estranho.

Os critérios para internação hospitalar para antibioticoterapia parenteral são:

- Ausência de melhora com a antibioticoterapia em ambiente ambulatorial em até 48 horas.
- Necessidade de drenagem cirúrgica.
- Quadro toxêmico (p. ex., se houver suspeita de bacteremia/sepse).
- Infecção de rápida progressão.

Podem-se utilizar, nesses casos, medicações endovenosas e sempre que possível realiza-se a alta hospitalar após antibiograma.

O esquema de tratamento indicado é o seguinte:

- Primeira opção:
  - Cefalotina®: 1 g, a cada 6 horas ou
  - Cefazolina®: 1 g, a cada 8 horas.
- Segunda opção:
  - Cefuroxima: 250 mg a 500 mg, a cada 8 horas ou
  - Oxacilina: 1 g a 2 g, a cada 4 horas ou
  - Clindamicina: 600 mg, a cada 6 horas.

Na ausência de resposta a esses medicamentos, sugere-se ampliar o espectro de ação e utilizar a associação de ceftriaxona na dose de 1 a 4 g/dia e clindamicina na dose de 600 mg, a cada 6 horas.

Nas mastites complicadas em que há a necessidade de antibiótico contínuo por longo período, indica-se o uso da associação de sulfametoxazol e trimetoprim (na apresentação de 800 mg/160 mg), na dose de 1 comprimido a cada 12 horas, por 14 dias. Se for necessária a manutenção do tratamento, deve-se reduzir a dose para 1 comprimido de 400 mg/80 mg a cada 12 horas até o fechamento de lesão.

Mastite recidivante

A taxa de recidiva da mastite gira em torno de 8% a 30% mesmo com tratamento adequado. Pode acontecer em decorrência de demora na terapia, curta duração do tratamento, terapia inapropriada e em hospedeiros de *Staphylococcus*.

Na mastite refratária, os diagnósticos a seguir devem ser considerados:

- Abscessos múltiplos, profundos e antibioma.
- Malignidade coexistente.
- Fístula.
- Infecção fúngica.
- Mastite granulomatosa.
- Tuberculose.
- Micobactéria atípica.
- Outros patógenos infecciosos incomuns ou multirresistência a medicamentos.

Prognóstico

Os abscessos lactacionais tendem a ser mais fáceis de tratar do que os abscessos não lactacionais, pois sua etiologia e sua patologia são mais bem compreendidas.

Quando tratadas de forma rápida e adequada, a maioria das infecções da mama, incluindo abscessos, será revertida sem complicações mais graves.

A melhora da mastite após 2 a 3 dias de antibioticoterapia adequada é esperada na maioria das pacientes, com resolução do quadro em cerca de 7 a 8 dias de acordo com a maioria das publicações.[19] Nas drenagens cirúrgicas, esse tempo pode se prolongar por mais de 3 semanas em razão da cicatrização por segunda intenção.

Prevenção

A prevenção das intercorrências relacionadas com a lactação começa com a informação ampla e detalhada durante o pré-natal.

No pós-natal, aconselhar mães a melhorar as práticas de amamentação é fundamental para promover o aleitamento materno.[20] Quando as intervenções relevantes são realizadas de forma adequada, a prática da amamentação é responsiva e pode melhorar rapidamente.

Obstetra e mastologista devem ser capacitados para realizar a avaliação minuciosa direcionada à amamentação (incluindo anamnese detalhada e exame físico das mamas) durante a gravidez. Caso sejam identificados sinais de possíveis dificuldades e complicações, esse profissional deverá encaminhar a paciente a uma consultoria de amamentação para orientações específicas visando minimizar a possibilidade de desmame precoce. Em geral, o envolvimento de equipes multidisciplinares que podem incluir pediatras, fonoaudiólogas, fisioterapeutas, enfermeiras e dentistas com formação específica tem sido cada vez mais valorizado nacional e internacionalmente. A avaliação médica, a intervenção adequada e o encaminhamento precoce e oportuno promovem a forma mais eficaz de prevenção dos transtornos no aleitamento.

Cuidados no pré-natal

As orientações comportamentais preventivas da mastite devem ser iniciadas no pré-natal e incluem:

- Incentivar a paciente a conhecer sua mama.
- Orientar a realização da higiene da mama e da aréola: antes e após a mamada, higienizar com o próprio leite, e lavar no banho somente 1 vez ao dia. Manter as papilas secas com o uso de um "rolinho" ou "rosquinha" de fralda.
- Deixar o bico flexível para uma pega adequada.
- Trocar a posição das mamadas para facilitar a cicatrização de possíveis microfissuras.
- Orientar a condução do autoexame das mamas: focado em verificar pontos de ingurgitamento, obstrução de ducto e detecção de fissuras. Sua correta realização facilita o tratamento precoce e adequado.
- Esclarecer sobre o uso de apetrechos de amamentação: apresentar vantagens e desvantagens das conchas, bicos de silicone, suplementadores, protetores de mamilo, cremes cicatrizantes e bombas de leite.
- Orientar sobre o uso de sutiã adequado: deve-se optar por aquele em que toda a mama pode ficar exposta, com abertura frontal, e sem costura na frente. Deve oferecer sustentação sem apertar e sem bojo.

Cuidados no pós-natal

Além das orientações dadas no pré-natal, as ações preventivas devem ser realizadas também no pós-natal e incluem a avaliação da mamada, que é de extrema importância para a prevenção da mastite.

Nesse sentido, sugere-se monitorar os parâmetros listados no Quadro 4.3 de acordo com o *Bristol Breastfeeding Assessment Tool*.

Quadro 4.3. Parâmetros ideais do aleitamento materno	
Posicionamento (Figura 4.3)	Bebê bem apoiado, envolto contra o corpo da mãe ("barriga com barriga") Virado de lado/pescoço não torcido Nariz em direção à mama
Pega	Reflexo de busca presente Grande abertura de boca Realização de pega rápida com uma quantidade significativa da aréola na boca Bebê mantém a posição com uma boa pega durante a mamada
Sucção	Capaz de estabelecer padrão de mamada efetiva em ambas as mamas (suga rápido inicialmente e ao longo das mamadas faz sucções mais lentas, com pausas) Bebê demonstra saciedade ao final das mamadas
Deglutição	Deglutição audível, regular e suave (sem cliques)

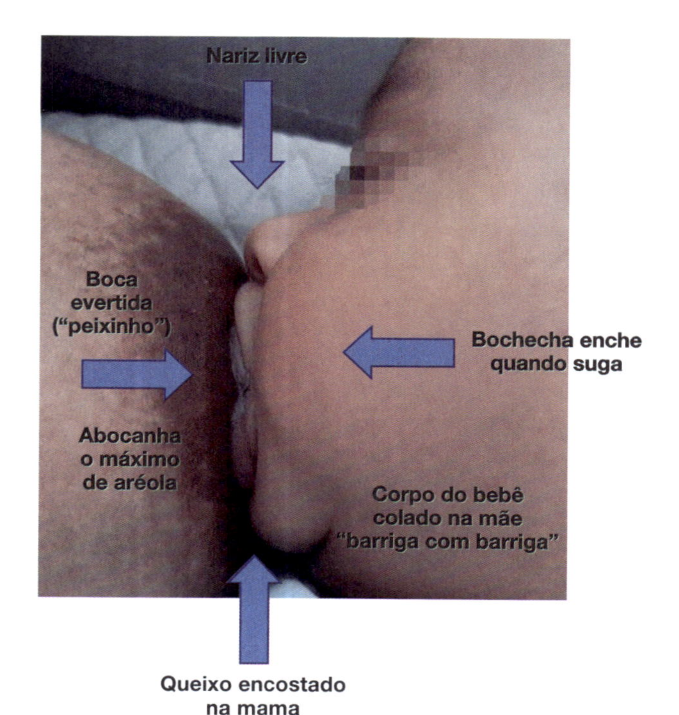

Figura 4.3. Posicionamento ideal do bebê. Foto autorizada pela paciente.

Probióticos

A utilização de probióticos como preventivos de várias doenças tem ganhado espaço em várias áreas da Medicina e dispõe de uma série de cepas diferentes para serem utilizadas de acordo com cada afecção.[21]

O estudo da microbiota e do microbioma do leite humano vem revelando um ecossistema complexo que parece ter implicações não apenas para a saúde infantil em curto e longo prazos, mas também para a saúde mamária.

A disbiose mamária pode ser desencadeada por uma variedade de fatores e tem potencial para levar à mastite.[11] Ensaios clínicos e experimentos recentes têm demonstrado que os probióticos podem reduzir o risco de mastite mais do que placebo. É incerto ainda, no entanto, se os probióticos reduzem o risco de dor nas mamas ou de danos aos mamilos, porque o nível de certeza das evidências é muito baixo.[7]

Alguns estudos sugerem que mulheres grávidas que tiveram mastite lactacional no puerpério anterior podem se beneficiar da administração de probiótico com *Lactobacillus* ao final da gravidez, que é capaz de reduzir a probabilidade de mastite em uma nova lactação.[22]

A administração oral de *Lactobacillus fermentum* e *Lactobacillus salivarius* parece promissora também na vigência de mastite quando comparada ao uso de antibióticos.[22,23]

Por sua vez, a utilização de *Lactobacillus rhamnosus* e *Bifidobacterium lactis* durante a gestação e a lactação exclusiva, por 14 dias ou até 2 meses antes do parto, pode ser uma ferramenta inicial para combater desafios de saúde, como obesidade e doenças imunoinflamatórias de início no recém-nascido, com grande repercussão na infância e na idade adulta.[24]

Além disso, tem sido descrito que o consumo de probióticos e prebióticos pela gestante pode modular a imunidade inata fetal e placentária. Nas famílias muito atópicas, os probióticos parecem ser promissores também quando prescritos para as mulheres durante o pré-natal e o aleitamento, pois podem reduzir o risco de eczema e alergias em bebês.[25]

Produtos que passam por fermentação natural, como o *kefir*, iogurte caseiro e convencional, picles, *boza* e *tarhana*, parecem ter efeitos parecidos com os dos probióticos e podem ser alternativas para a prevenção da mastite[26] nas pacientes de alto risco.

Com relação aos antibióticos tópicos para descolonização bacteriana nasal das lactantes (ácido fusídico ou mupirocina), utilizados em alguns casos, observa-se que a redução de risco de mastite parece ser semelhante aos cuidados habituais.[7] Nas pacientes com mastites recidivantes, no entanto, pode-se considerar o seu uso.

Há evidências, ainda, de que a massagem com pontos de acupuntura parece ser melhor do que o tratamento de rotina, de que os probióticos podem ser melhores do que o placebo e de que a massagem nos seios podem ser melhores do que os cuidados de rotina para prevenir a mastite.[7]

As evidências disponíveis sobre outras intervenções, incluindo a educação sobre amamentação, tratamentos farmacológicos e terapias alternativas, sugerem que esses podem ser um pouco melhores do que os cuidados de rotina para prevenir a mastite. Estudos futuros devem recrutar um número suficientemente grande de mulheres para detectar diferenças clinicamente significativas entre as intervenções.[7,11]

Referências bibliográficas

1. Organization World Health. Mastitis: causes and management. WHO. 2000.
2. Amir LH. ABM clinical protocol #4: Mastitis, revised March 2014. Breastfeed Med. 2014; Jun;9(5):239-43.
3. Russell SP, Neary C, Abd Elwahab S, Powell J, O'Connell N, Power L et al. Breast infections – Microbiology and treatment in an era of antibiotic resistance. Surgeon. 2020 Feb 1;18(1):1–7.
4. Qian Y, Chang C, Zhang H. Ultrasound Imaging Characteristics of Breast Lesions Diagnosed during Pregnancy and Lactation. Breastfeed Med. 2019;14(10).
5. de Holanda AAR, Gonçalves AK da S, de Medeiros RD, de Oliveira AMG, Maranhão TM de O. Achados ultrassonográficos das alterações fisiológicas e doenças mamárias mais frequentes durante a gravidez e lactação. Radiol Bras. 2016 Nov/Dez;49(6):389-396
6. Fernandez et al. The Microbiota of the Human Mammary Ecosystem. Cell Infect Microbiol. 2020; Nov 20;10:586667.
7. Crepinsek MA, Taylor EA, Michener K, Stewart F. Interventions for preventing mastitis after childbirth. Cochrane Database of Systematic Reviews. 2020; Sep 29;9(9):CD007239.
8. Marín M, Arroyo R, Espinosa-Martos I, Fernández L, Rodríguez JM. Identification of emerging human mastitis pathogens by MALDI-TOF and assessment of their antibiotic resistance patterns. Front Microbiol. 2017; Jul 12;8:1258.
9. Fernández L, Ruiz L, Jara J, Orgaz B, Rodríguez JM. Strategies for the preservation, restoration and modulation of the human milk microbiota. Implications for human milk banks and neonatal intensive care units. Front Microbiol. 2018; Nov 9;9:2676.
10. Blackmon M et al. Acute Mastitis - Review [Internet]. State Pearls. 2020. Disponível na Internet: www.ncbi.nlm.nih.gov/books/NBK557782/(25 fev. 2022).
11. Barron AU, Luk S, Phelan HA, Williams BH. Do acute-care surgeons follow best practices for breast abscess management? A single-institution analysis of 325 consecutive cases. J Surg Res. 2017; Aug;216:169-171.
12. Keshavan D, Chatterjee S, Sarkar AN, Mukhopadhyay C, Das DP, Barman MK et al. Efficacy of minimally invasive treatment of breast abscesses. Surg Chronicles. 2014;
13. Lam E, Chan T, Wiseman SM. Breast abscess: Evidence based management recommendations. Expert Rev AntiInfect Ther. 2014 ;12(7):753-762.
14. Colin C, Delov AG, Peyron-Faure N, Rabilloud M, Charlot M. Breast abscesses in lactating women: evidences for ultrasound-guided percutaneous drainage to avoid surgery. Emerg Radiol. 2019; Oct;26(5):507-514.
15. Luo J, Long T, Cai Y, Teng Y, Fan Z, Liang Z et al. Abscess drainage with or without antibiotics in lactational breast abscess: Study protocol for a randomized controlled trial. Infect Drug Resist. 2020; Jan 21;13:183-190.
16. Mahoney MC, Ingram AD. Breast emergencies: Types, imaging features, and management. Am J Roentgenol. 2014; Apr;202(4):W390-9.
17. Larson KE, Valente SA. Milk Fistula: Diagnosis, Prevention, and Treatment. Breast J. 2016; Jan-Feb;22(1):111-2.
18. Irusen H, Rohwer AC, Steyn DW, Young T. Treatments for breast abscesses in breastfeeding women. Cochrane Database Syst Rev. 2015; Aug;(8):CD010490.

19. ACOG Committee Opinion No. 756: Optimizing Support for Breastfeeding as Part of Obstetric Practice. Obstet Gynecol. 2018 Oct 1;132(4):e187-96.
20. WGO Practice Guideline – Probiotics and Prebiotics [Internet]. World Gastroenterology Organisation. 2017. Disponível na Internet: www.worldgastroenterology.org/guidelines/global-guidelines/probiotics-and-prebiotics (25 fev. 2022).
21. Fernández L, Cárdenas N, Arroyo R, Manzano S, Jiménez E, Martín V et al. Prevention of Infectious Mastitis by Oral Administration of Lactobacillus salivarius PS2 during Late Pregnancy. Clin Infect Dis. 2016; Mar;62(5):568-573.
22. Arroyo R, Martín V, Maldonado A, Jiménez E, Fernández L, Rodríguez JM. Treatment of infectious mastitis during lactation: Antibiotics versus oral administration of lactobacilli isolated from breast milk. Clin Infect Dis. 2010; Jun;50(12):1551-8.
23. Hurtado JA, Maldonado-Lobón JA, Díaz-Ropero MP, Flores-Rojas K, Uberos J, Leante JL et al. Oral Administration to Nursing Women of Lactobacillus fermentum CECT5716 Prevents Lactational Mastitis Development: A Randomized Controlled Trial. Breastfeed Med. 2017; May; 12(4): 202-209.
24. Delcole G, Lerro L, Alvares MA, Pinto N de S, Rodrigues RF, Rullo VEV. Uso de probióticos e/ou prebióticos na prevenção de eczema em crianças com alto risco de atopia: uma revisão sistemática. Brazilian J Allergy Immunol. 2020;4(2).
25. Baslm P, Özdenkaya Y. Can Traditional Fermented Food Products Protect Mothers against Lactational Mastitis. Breastfeed Med. 2020;15(3):163-169.

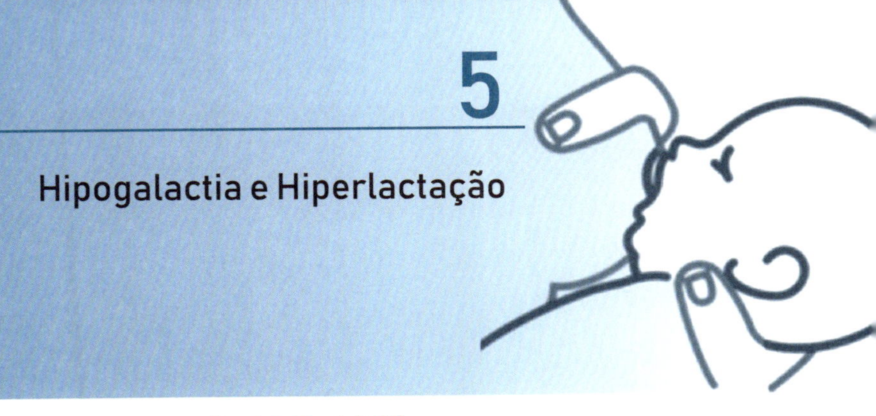

5

Hipogalactia e Hiperlactação

Beatriz Baaklini Geronymo

Hipogalactia

A ingestão inadequada de leite materno pelo lactente e/ou a percepção de baixa produção pela lactante estão entre as causas mais comuns de desmame.[1] A ingestão inadequada pode ocorrer por produção materna insuficiente, por falha do lactente em extrair o leite ou por uma combinação de ambos.[2]

Etiologia

Produção insuficiente primária

Apesar de a grande maioria das mulheres ser capaz de amamentar, cerca de 5% apresentarão produção insuficiente primária em decorrência de variações anatômicas mamárias ou de problemas de saúde que a levam a produzir um volume insuficiente de leite independentemente dos esforços dedicados.[3]

Nesses casos, observa-se desenvolvimento glandular insuficiente das mamas, que não sofrem as alterações mamárias durante a gestação e, após o nascimento, não apresentam ingurgitamento algum.[4] Mamas tuberosas, com desenvolvimento glandular restrito por anel constritor areolar (Figuras 5.1 e 5.2) e mamas com desenvolvimento glandular assimétrico ou alterações anatômicas podem apresentar, assim, produção insuficiente primária.

Como a progesterona placentária inibe a lactogênese, outra causa de produção insuficiente pode ser um sinal precoce da retenção de fragmentos placentários.

As cirurgias mamárias de aumento não são causas inevitáveis de produção insuficiente, contanto que sejam utilizados técnica e manejos adequados do pós-operatório.[5] O aleitamento ocorre com sucesso em cerca de 80% desses casos, mas um estudo demonstrou que a necessidade de suplementação foi maior nas mulheres que realizaram a cirurgia do que nos casos-controle.[6]

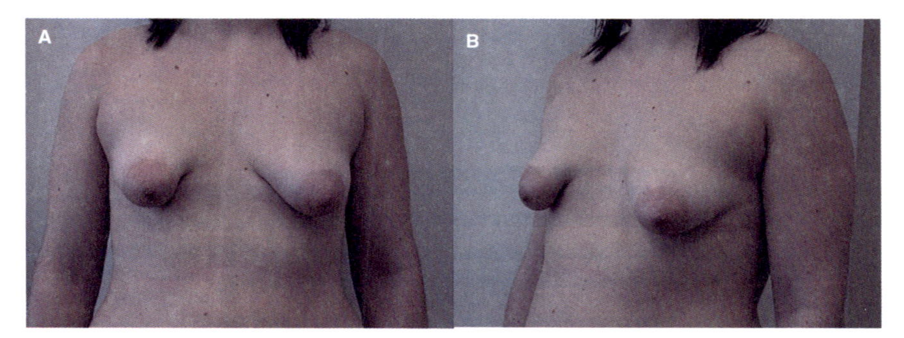

Figura 5.1. Mama tuberosa em que se observam base constrita, hipertrofia de aréola, hipoplasia e assimetria. Fonte: Brown & Somogyi, 2015.[8]

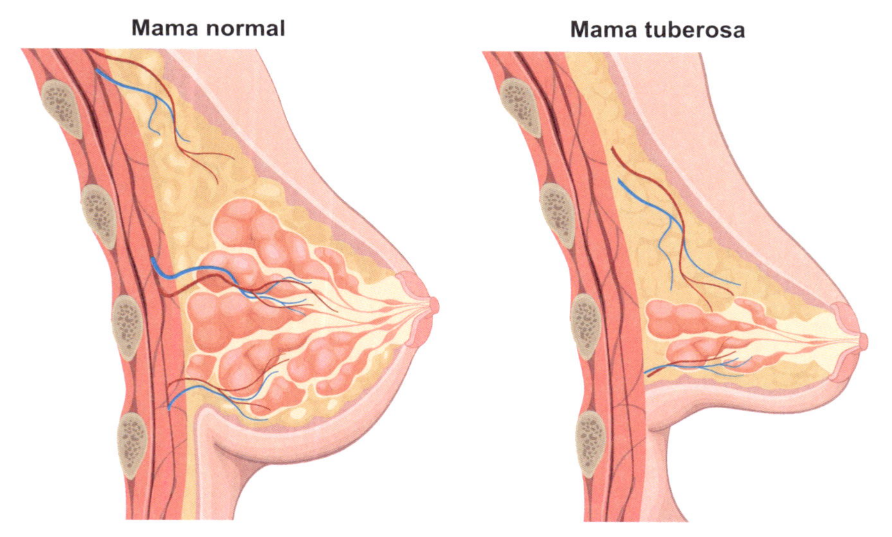

Figura 5.2. Desenho da anatomia da mama normal e mama tuberosa, mostrando a quantidade reduzida do tecido glandular e o do anel areolar constricto.

As cirurgias redutoras mamárias, por sua vez, são um grupo mais heterogêneo. Nesses casos, são retiradas quantidades variadas de tecido glandular e faz-se o remanejamento do posicionamento do complexo aréolo-papilar de maneiras diferentes, assim como diferentes incisões e suturas. Espera-se, em razão da modificação da anatomia e da presença de "cicatrizes" no tecido glandular, uma maior dificuldade de produção e, principalmente, de drenagem do leite, em comparação com as cirurgias mais localizadas e simples. A literatura demonstra uma taxa de sucesso de amamentação variando de 5% a 75%, a depender da técnica de preservação do parênquima subareolar.[7] A amamentação, nesses casos, pode e deve ser encorajada, de preferência com o auxílio de profissional capacitado para lidar com as dificuldades e manejar de forma adequada qualquer dificuldade de drenagem ou baixa produção.

Apojadura tardia

"Apojadura" é o termo usado para designar a "descida do leite", também denominada lactogênese do tipo II ou ativação secretória, que ocorre após até 72 horas do nascimento.

Esse processo ocorre mais precocemente nas multíparas em comparação com as primíparas;[10] 24 a 48 horas mais precocemente nas mulheres que tiveram parto normal, em comparação com as que foram submetidas a parto cesárea;[11] é mais prolongado nas mulheres que receberam maior quantidade de hidratação endovenosa em comparação com as que não receberam;[12] é mais sintomático nas mulheres com histórico de mastalgia no período pré-menstrual;[13] e é menos comum nas mulheres submetidas a cirurgias mamárias.[14]

Produção insuficiente secundária

A produção de leite pode se tornar insuficiente quando as mamas não são esvaziadas adequadamente por dificuldades na amamentação, como falha na técnica, posicionamento doloroso, obesidade ou mamas volumosas, doença materna e separação, prematuridade ou doença no lactente.[3] Essa insuficiência na produção é causa muito comum de falha na amamentação.

A suplementação fornecida ao lactente, nesses casos, reduz o apetite e a demanda. Como consequência, a produção de leite cai.

Diagnóstico

O diagnóstico de hipogalactia pode ser determinado com base na história de amamentação, no histórico de perdas na fralda (micção e evacuação) e na perda de peso do lactente ou ganho menor de peso que o esperado.[15]

Sinais clínicos e comportamento

Para os lactentes a termo, a ingestão pode ser controlada por sinais clínicos de hidratação e pelas mamadas. Durante a primeira semana de vida, as mães dos recém-nascidos a termo devem amamentá-los sob livre demanda, o que resulta, usualmente, em 8 a 12 vezes em 24 horas. Por volta do quinto dia de vida, um recém-nascido com ingestão adequada urina 6 a 8 vezes por dia e evacua 3 ou mais vezes por dia.

Ganho de peso

Para determinar se a ingestão calórica está adequada, os lactentes devem ser pesados na consulta de puericultura após a alta hospitalar como rotina de avaliação. Eles, tipicamente, devem retornar ao peso do nascimento na primeira ou na segunda semanas de vida.

O risco de ingestão inadequada de leite é aumentado para os recém-nascidos prematuros e para aqueles com problemas médicos. Nesses casos, o suporte e o monitoramento da amamentação devem ser mais rigorosos.

Manejo

Na maioria dos casos de hipogalactia, o problema pode ser resolvido otimizando-se a frequência e a técnica da amamentação, com monitorização próxima e suporte lactacional.[2] A ordenha manual ou com máquina de ordenha também pode ser uma estratégia interessante, em especial para esvaziar completamente as mamas.[16]

O uso de bicos e chupetas deve ser desencorajado, principalmente nas primeiras 2 a 4 semanas de vida do lactente, pois pode interferir no estabelecimento da amamentação. Esses acessórios "confundem" o lactente e, como consequência, diminuem a eficácia da sucção, não promovendo o esvaziamento mamário adequado.

A sucção das mamas deve ser recomendada, sempre que possível, para sinalizar a produção e aumentar a ingestão. A identificação das mulheres com produção insuficiente primária é essencial para que os lactentes recebam suplementação adequada e possam atingir suas necessidades nutricionais.

Galactogogos

Galactogogos são substâncias utilizadas para aumentar a produção de leite materno. Seu uso rotineiro não é recomendado por haver evidência limitada que o apoie e em função da preocupação com a segurança.[17] Esses agentes nunca devem ser utilizados sem avaliação especializada ou em substituição à correção de quaisquer fatores modificáveis, como frequência e eficácia do esvaziamento mamário durante a mamada. A opção pelo uso dos galactogogos deve ser feita apenas para mulheres selecionadas que não responderam ao apoio lactacional, e elas devem estar cientes dos efeitos colaterais possíveis e da falta de dados que corroborem essa alternativa.[18]

Seu uso pode ser recomendado para mulheres com recém-nascidos prematuros em unidades de cuidados intensivos, com o objetivo de estimular a ativação secretória inicial ou aumentar a secreção de leite. Mulheres que realizam a ordenha mamária exclusiva para oferecimento ao lactente podem sofrer, como consequência, diminuição da produção de leite após algumas semanas, o que sugere seu uso para estimular a lactação em casos selecionados.

Os agentes medicamentosos mais comumente receitados para este fim são os antagonistas dos receptores de dopamina, que aumentam a secreção da prolactina, como a domperidona e a metoclopramida. Há evidência de aumento na prolactina sérica e na produção de leite com o uso da domperidona em doses de 10 mg, 3 vezes por dia e de efeitos menores com o uso da metoclopramida em doses de 10 mg, 3 a 4 vezes por dia.[19-21] Não há, entretanto, consenso sobre qual população se beneficiaria do aumento da prolactina sérica, nem sobre se isso resulta em uma maior produção de leite nos casos de baixa produção. Além disso, são descritos raros efeitos adversos com seu uso.

Há, ainda, vários agentes fitoterápicos descritos como galactogogos. Apesar de seu uso ser comum e histórico, há poucos dados de evidência científica sobre eficácia e segurança dessas substâncias.[22] Seu mecanismo de ação não é conhecido e os estudos disponíveis sobre o tema apresentam deficiências de desenho e análise. Em razão dessa escassez de dados confiáveis, são citados a seguir apenas alguns desses agentes: feno-grego (*Trigonella foenicum-graecum*); chá de ervas com 570 mg a 600 mg, 3 vezes por dia; e cardo-mariano (*Silybum marianum*), na dose de 420 mg/dia. Esses são os fitoterápicos que apresentam alguns estudos com dados de posologia, segurança e eficácia.[18]

Hiperlactação

Denomina-se hiperlactação a produção de leite em volume maior que o necessário para a nutrição do lactente, mas não há um parâmetro consensual do volume produzido. Sabe-se, no entanto, que um lactente a termo ingere entre 450 e 1.200 mL/dia de leite.

Mulheres com hiperlactação são mais predispostas às complicações do aleitamento, como dores, obstrução de ductos e mastite. Apresentam também um risco aumentado de desmame precoce e/ou ordenha exclusiva em razão das maiores dificuldades de posicionamento e sucção.

Etiologia

Múltiplos fatores regulam a homeostase da produção de leite, como a quantidade de tecido glandular mamário, a distensão alveolar, o grau e a frequência do esvaziamento do leite e os caminhos neuroendócrinos complexos.[23] A produção aumentada pode ser:

- Autoinduzida: ocorre quando a lactante estimula uma produção maior que o necessário para o lactente, como na ordenha excessiva além da amamentação. Isso ocorre porque algumas mulheres temem não ter leite suficiente no futuro, outras desejam doar leite e, em alguns casos, falta a orientação de que não é necessário estocar grande volume de leite para o retorno ao trabalho, por exemplo. A produção também pode ser estimulada pela ingestão excessiva de fitoterápicos ou medicamentos galactogogos sem que haja a necessidade de aumento do volume de produção de leite.
- Iatrogênica: ocorre quando o profissional de saúde contribui para a produção de leite excessiva. Pode envolver a prescrição de galactogogos sem necessidade ou orientações sobre ordenhas desnecessárias e sobre os estímulos para o aumento da produção.
- Idiopática: há mulheres que mantêm uma alta produção de leite sem etiologia conhecida. É importante destacar que é usual as mulheres apresentarem ingurgitamento mamário nas primeiras semanas do pós-parto, enquanto a produção se ajusta à demanda do lactente. Se essa alta produção persiste, sem causa, o diagnóstico de hiperlactação idiopática pode ser uma possibilidade.

Diagnóstico

Alguns sinais e sintomas podem sugerir o diagnóstico de hiperlactação, a saber:

- Sinais e sintomas maternos: crescimento mamário excessivo durante a gestação, ingurgitamento mamário frequente ou persistente, dor mamária ou papilar, "vazamento" de leite em grande quantidade, obstrução de ductos recorrente, mastite recorrente, bolhas em papilas e vasoespasmo.
- Sinais e sintomas do recém-nascido: ganho de peso excessivo, dificuldade de permanecer em uma mamada sustentada, "engasgo", tosse e perda do posicionamento frequente durante as mamadas, recusa da mama, mamadas curtas e sintomas gastrointestinais (p. ex., regurgitamento, flatulência e fezes explosivas).

Manejo

Recomenda-se, inicialmente, a aplicação de estratégias de baixo risco e baixo custo, para só depois progredir para substâncias e medicações com efeitos colaterais, se necessário. Assim, recomendam-se:[24]

- Intervenções comportamentais e aconselhamento antecipatório para prevenir a hiperlactação induzida ou iatrogênica.
- Para a hiperlactação idiopática, a terapia de primeira linha deve ser o bloqueio intermitente das mamadas sob supervisão de especialista de amamentação. Uma estratégia de bloqueio que deve ser considerada é manter a mamada em apenas uma mama a cada período de 3 horas, em especial durante o dia. Se a mama contralateral ficar muito ingurgitada em cada ciclo, deve-se esvaziar apenas o suficiente para alívio. Esta estratégia promove melhora da hiperprodução em 24 a 48 horas.
- Terapias fitoterápicas: há relatos do uso de chá de menta (1 a 3 g de folha seca), *Vitex agnus castus* (fitoestrógeno) e flor de jasmim (sem consenso de quantidade), mas não existem estudos que demonstrem alguma segurança ou eficácia no que diz respeito à diminuição da produção do leite.
- Terapias medicamentosas:
  - Pseudoefedrina: descongestionante que pode diminuir a produção de leite.[25] Recomenda-se iniciar seu uso com uma dose de 30 mg/dia e observar os eventos adversos por 8 a 12 horas. Se não houver efeitos adversos significativos nem diminuição da produção, pode-se aumentar a dosagem até 60 mg/dia.
  - Estrogênio: pode diminuir significativamente a produção de leite em algumas mulheres, em especial com o uso mais precoce. Recomenda-se o uso de anticoncepcional hormonal combinado contendo 20 mcg a 35 mcg de estinilestradiol, com início apenas após 6 semanas do pós-parto em razão do risco aumentado de trombose neste período. Usualmente, observa-se uma queda significativa na produção em até 7 dias, quando o anticoncepcional deve ser descontinuado para prevenir maiores declínios da produção.[26]

Se, apesar de todos os esforços, a hiperlactação persistir, os agonistas dopaminérgicos, como bromocriptina e cabergolina, podem ser utilizados, dando-se preferência para a cabergolina por conta do melhor perfil de efeitos colaterais. Seu uso deve ser iniciado com dosagem de 0,25 mg e aguardam-se 72 horas para repetir a administração caso não haja declínio da produção. Se essa baixa dosagem não produzir efeito, deve-se aumentar para 0,5 mg, 3 a 5 dias depois. Caso a cabergolina não esteja disponível, deve-se utilizar a bromocriptina na dose de 0,25 mg/dia por 3 dias (Figura 5.3).[27]

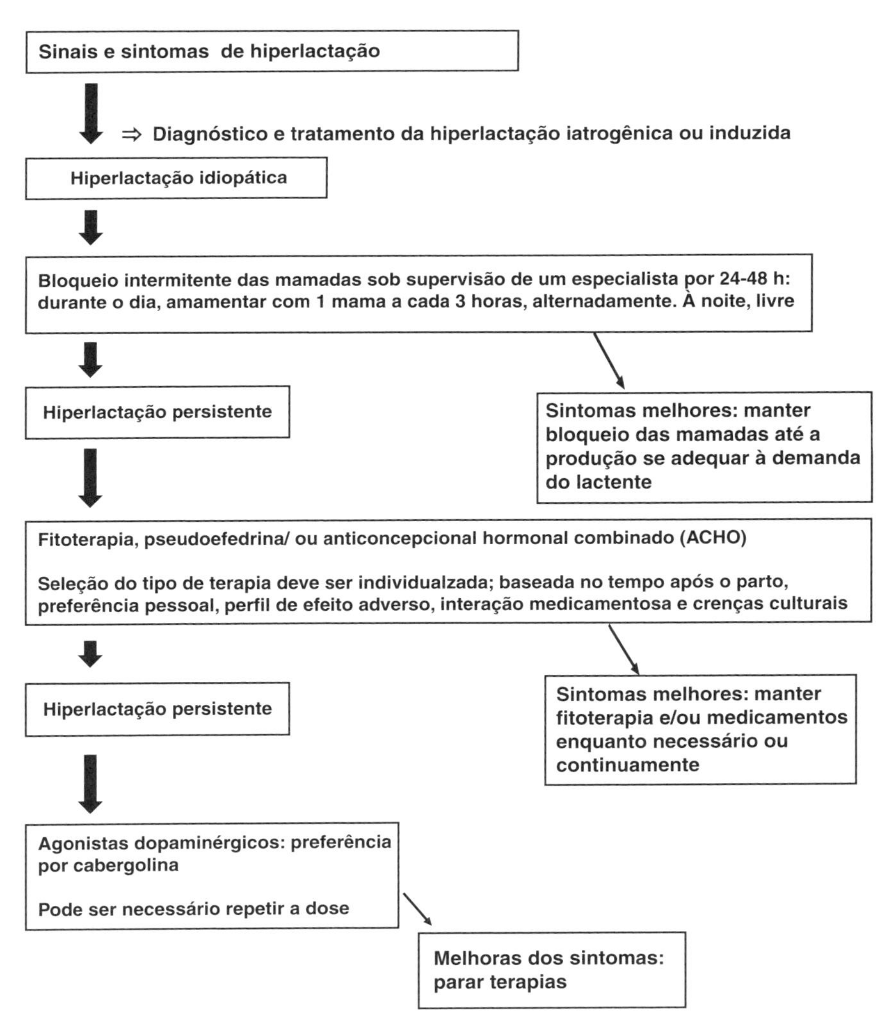

Figura 5.3. Algoritmo da Academy of Breastfeeding Medicine (ABM) para manejo da hiperlactação. Fonte: Johnson *et al.*, 2020.[24]

Referências bibliográficas

1. Gianni ML, Bettinelli ME, Manfra P, Sorrentino G, Bezze E, Plevani L et al. Breastfeeding difficulties and risk for early breastfeeding cessation. Nutrients. 2019;11(10):2266.
2. Spencer J. Common problems of breastfeeding and weaning. In: Abrams SA, Drutz JE (eds.). UpToDate. 2021 [jul 2021]. Disponível na Internet: https://www.uptodate.com (25 jan. 2022).
3. Neifert MR. Prevention of breastfeeding tragedies. Pediatr Clin North Am. 2001;48(2):273-97.
4. Neifert MR, Seacat JM, Jobe WE. Lactation failure due to insufficient glandular development of the breast. Pediatrics. 1985;76(5):823-8.
5. Michalopoulos K. The effects of breast augmentation surgery on future ability to lactate. Breast J. 2007;13(1):62-7.
6. Jewell ML, Edwards MC, Murphy DK, Schumacher A. Lactation outcomes in more than 3500 women following primary augmentation: 5-Year data from the Breast Implant Follow-Up Study. Aesthet Surg J. 2019;39(8):875-83.
7. Kraut RY, Brown E, Korownyk C, Katz LS, Vandermeer B, Babenko O et al. The impact of breast reduction surgery on breastfeeding: Systematic review of observational studies. PLoS One. 2017;12(10):e0186591.
8. Brown MH, Somogyi RB. Surgical strategies in the correction of the tuberous breast. Clin Plast Surg. 2015;42(4):531-49.
9. Baptista R. Mamas tuberosas. Rachel Baptista. Disponível na Internet: www.rachelbaptista.com.br/mamas-tuberosas/ (25 jan. 2022).
10. Scott JA, Binns CW, Oddy WH. Predictors of delayed onset of lactation. Matern Child Nutr. 2007;3(3):186-93.
11. Moon JL, Humenick SS. Breast engorgement: Contributing variables and variables amenable to nursing intervention. J Obstet Gynecol Neonatal Nurs. 1989;18(4):309-15.
12. Kujawa-Myles S, Noel-Weiss J, Dunn S, Peterson WE, Cotterman KJ. Maternal intravenous fluids and postpartum breast changes: A pilot observational study. Int Breastfeed J. 2015;10:18.
13. Alekseev NP, Vladimir, II, Nadezhda TE. Pathological postpartum breast engorgement: Prediction, prevention, and resolution. Breastfeed Med. 2015;10(4):203-8.
14. Brzozowski D, Niessen M, Evans HB, Hurst LN. Breast-feeding after inferior pedicle reduction mammaplasty. Plast Reconstr Surg. 2000;105(2):530-4.
15. Rana R, McGrath M, Gupta P, Thakur E, Kerac M. Feeding interventions for infants with growth failure in the first six months of life: A systematic review. Nutrients. 2020;12(7):2044.
16. Wiwanitkit V. Warm breastshields and breast milk pumping. J Hum Lact. 2012;28(2):115; resposta do autor.
17. Foong SC, Tan ML, Foong WC, Marasco LA, Ho JJ, Ong JH. Oral galactagogues (natural therapies or drugs) for increasing breast milk production in mothers of non-hospitalised term infants. Cochrane Database Syst Rev. 2020;5(5):CD011505.
18. Brodribb W. ABM Clinical Protocol #9: Use of galactogogues in initiating or augmenting maternal milk production, second revision 2018. Breastfeed Med. 2018;13(5):307-14.
19. Donovan TJ, Buchanan K. Medications for increasing milk supply in mothers expressing breastmilk for their preterm hospitalised infants. Cochrane Database Syst Rev. 2012;(3):CD005544.
20. Sewell CA, Chang CY, Chehab MM, Nguyen CP. Domperidone for lactation: What health care providers need to know. Obstet Gynecol. 2017;129(6):1054-8.
21. Grzeskowiak LE, Smithers LG, Amir LH, Grivell RM. Domperidone for increasing breast milk volume in mothers expressing breast milk for their preterm infants: A systematic review and meta-analysis. BJOG. 2018;125(11):1371-8.
22. Anderson PO. Herbal use during breastfeeding. Breastfeed Med. 2017;12(9):507-9.
23. Weaver SR, Hernandez LL. Autocrine-paracrine regulation of the mammary gland. J Dairy Sci. 2016;99(1):842-53.

24. Johnson HM, Eglash A, Mitchell KB, Leeper K, Smillie CM, Moore-Ostby L et al. ABM Clinical Protocol #32: Management of hyperlactation. Breastfeed Med. 2020;15(3):129-34.
25. Aljazaf K, Hale TW, Ilett KF, Hartmann PE, Mitoulas LR, Kristensen JH et al. Pseudoephedrine: Effects on milk production in women and estimation of infant exposure via breastmilk. Br J Clin Pharmacol. 2003;56(1):18-24.
26. Lopez LM, Grey TW, Stuebe AM, Chen M, Truitt ST, Gallo MF. Combined hormonal versus nonhormonal versus progestin-only contraception in lactation. Cochrane Database Syst Rev. 2015;(3):CD003988.
27. Eglash A. Treatment of maternal hypergalactia. Breastfeed Med. 2014;9(9):423-5.

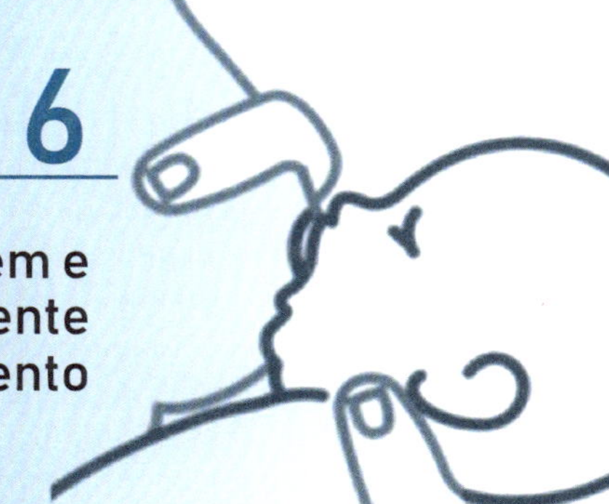

6

Exames de Imagem e Procedimentos Minimamente Invasivos durante o Aleitamento

Tatiana Cardoso de Mello Tucunduva
Giselle Guedes Netto de Mello
Luciano Fernandes Chala

Introdução

O estudo por imagem da mama durante a lactação é desafiador, pois essa estrutura sofre alterações fisiológicas decorrentes das alterações hormonais, o que aumenta a dificuldade de avaliação clínica e radiológica.

Todas as alterações mamárias encontradas durante esse período devem ser avaliadas cuidadosamente. A maioria delas será benigna, mas é importante excluir o câncer de mama, que muitas vezes é diagnosticado tardiamente em razão da dificuldade clínica e da indicação incorreta dos métodos de imagem.[1,2]

A investigação das afecções da mama nesse cenário deve ser iniciada com a ultrassonografia, que pode ser complementada por mamografia se houver algum sinal clínico ou ultrassonográfico suspeito. Em pacientes lactantes com diagnóstico de carcinoma, a ressonância magnética das mamas também é útil para o estadiamento local.

A conduta para cada caso depende da análise precisa da imagem e da classificação BI-RADS® (do inglês, *breast imaging-reporting and data system*) da lesão. Deve-se levar em conta que durante a gravidez e a lactação há uma "sobreposição" na imagem, já que muitas lesões benignas podem crescer, tornar-se heterogêneas e, portanto, suspeitas; e, por outro lado, o carcinoma nem sempre se apresenta com características malignas típicas. Por isso, uma biópsia deve ser realizada se a dúvida persistir após a avaliação clínica e radiológica.[1-3]

Ultrassonografia das mamas

A ultrassonografia é o método de escolha para essa investigação em pacientes jovens lactantes por conta de seu perfil de segurança (não requer uso de contraste nem utiliza radiação ionizante), disponibilidade e acessibilidade.[1-4] As imagens ultrassonográficas permitem diferenciar as alterações palpáveis em nódulo suspeito, cisto ou tecido fibroglandular normal. Proporcionam, ainda, a avaliação das axilas e a investigação dos nódulos suspeitos por meio de biópsias percutâneas.[1-4]

O aspecto normal da mama no período lactacional é de hiperecogenicidade difusa, ectasia ductal e aumento da vascularização ao Doppler (Figura 6.1). Algumas lesões benignas, como os fibroadenomas ou hamartomas, podem sofrer as alterações lactacionais da mesma forma que a mama toda, apresentando apenas algumas particularidades, como textura heterogênea (áreas císticas ou ecogênicas no interior) e aumento da vascularização (Figura 6.2).

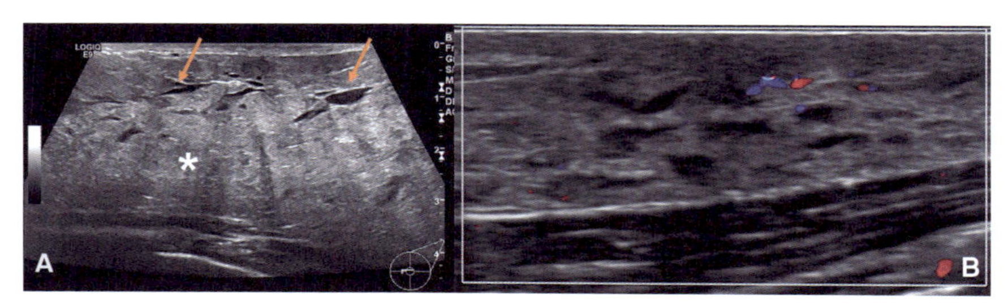

Figura 6.1. (**A**) Aspecto normal na ultrassonografia da paciente lactante, hiperecogenicidade difusa (*), ectasia ductal (setas laranja) e aumento da vascularização ao Doppler (**B**). Fonte: Acervo da autoria.

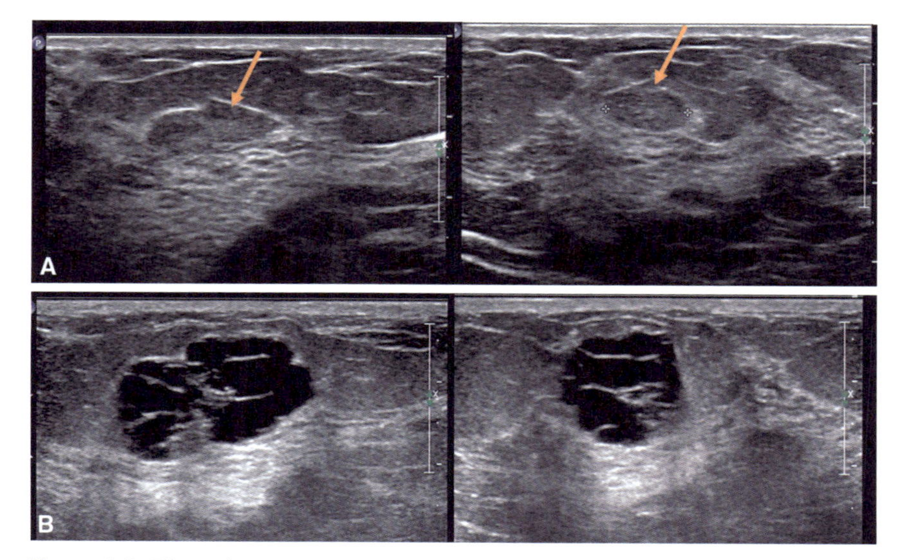

Figura 6.2. Fibroadenoma que durante a lactação pode aumentar de tamanho e ficar com aspecto cístico. Paciente com 36 anos, antes da lactação (**A**, seta laranja), o mesmo nódulo durante o terceiro mês de lactação (**B**). Fonte: Acervo da autoria.

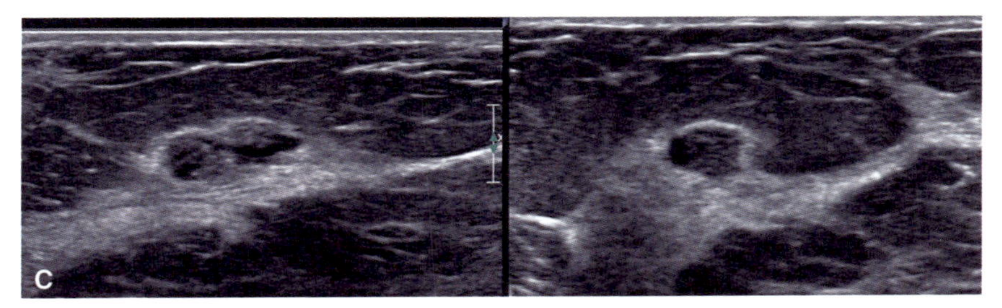

Figura 6.2. *(continuação)* Regressão após 1 ano do término da lactação (**C**). Fonte: Acervo da autoria.

Mamografia

A mamografia deve ser utilizada sempre que houver dúvida ou achado suspeito após o exame clínico e de ultrassonografia. Ela deve ser realizada também após a confirmação de um diagnóstico de carcinoma para auxiliar na avaliação da extensão, principalmente nos casos com calcificações. Devem ser realizadas as duas incidências-padrão das mamas e, se necessário, associar com incidências complementares (Figura 6.3).

Recomenda-se a realização da mamografia na lactante após a ordenha, pois a densidade da estrutura anatômica será menor.[5,6]

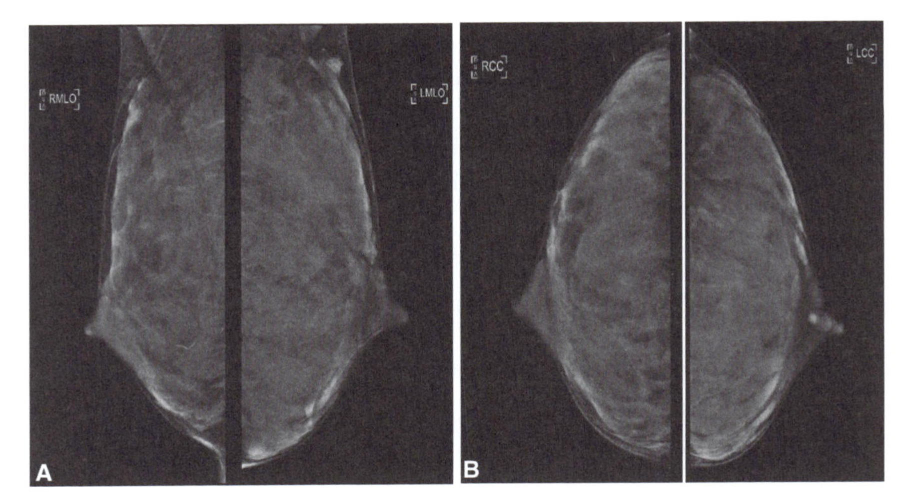

Figura 6.3. Aspecto normal na mamografia da paciente lactante, incidências oblíqua mediolateral (**A**) e craniocaudal (**B**), demonstrando aumento da densidade difusa do parênquima. Fonte: Acervo da autoria.

Ressonância magnética das mamas

A ressonância magnética com contraste de gadolínio pode ser realizada com segurança no período de lactação.

Suas principais indicações são o diagnóstico e o estadiamento do câncer de mama nessas pacientes, uma vez que esses dados podem ser subestimados pelos demais métodos nas pacientes jovens. A quantidade de gadolínio excretado no leite materno nas primeiras 24 horas após a administração do contraste é menor do que 1% da dose permitida para neonatos e o percentual absorvido pelo recém-nascido é ainda menor. Não é necessário, portanto, interromper a amamentação após o uso do contraste. Caso a mãe escolha a interrupção, a amamentação não é realizada por 12 a 24 horas após o exame e se descarte o leite de ambas as mamas nesse período.[6-8]

O aumento fisiológico da vascularização que ocorre durante a lactação causa um aumento acentuado no realce de fundo do parênquima na ressonância magnética das mamas. Embora isso possa limitar a sensibilidade para detectar pequenos realces nodulares e não nodulares, estudos têm mostrado que o método apresenta sensibilidade adequada para diagnosticar o câncer de mama.

Os achados de imagem na ressonância dessas pacientes são aumento do tecido fibroglandular, com aumento do sinal nas sequências ponderadas em T2, e proeminência do sistema ductal na região retroareolar, com conteúdo com hipersinal nas sequências ponderadas em T2 e isossinal nas ponderadas em T1. Após a injeção do contraste, ocorre uma captação difusa do meio de contraste pelo parênquima (Figura 6.4).

Procedimentos minimamente invasivos

Punção aspirativa por agulha fina (PAAF)

Durante a lactação, ocorrem alterações celulares na mama da mulher que podem levar a um diagnóstico falso-positivo de carcinoma. Por conta disso, é necessária a avaliação por citopatologista experiente para evitar falha no diagnóstico. Nos casos em que ainda assim houver suspeita de malignidade, a *core biopsy* representa uma alternativa eficaz e se faz necessária.[2,3]

Biópsia de fragmentos por agulha grossa (*core biopsy*)

A biópsia de fragmentos por agulha grossa, também conhecida como *core biopsy*, é o procedimento-padrão para avaliar os nódulos mamários durante a lactação. Trata-se de método seguro e custo-efetivo capaz de fornecer o diagnóstico preciso e evitar a biópsia cirúrgica.

Apesar de seu bom perfil de segurança, alguns cuidados devem ser tomados nesse procedimento. Sabe-se que o risco de sangramento é aumentado em qualquer intervenção realizada nessa fase em razão do aumento da vascularização

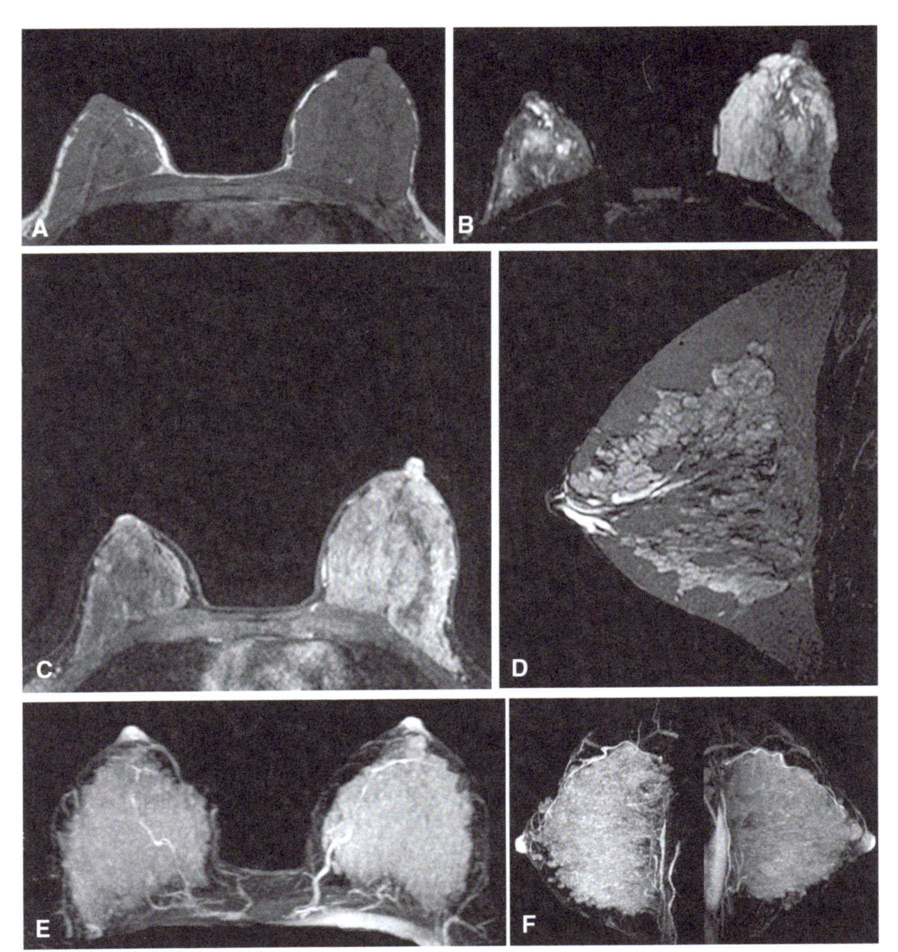

Figura 6.4. Caso de amamentação preferencial à esquerda, com assimetria global da mama esquerda, maior que a direita, com aumento do tecido fibroglandular (**A**), aumento do sinal nas sequências ponderadas em T2 (**B**). Após a injeção do contraste ocorre uma captação difusa no parênquima do meio de contraste (**C**). Aspecto normal na ressonância magnética de outra paciente lactante, aumento do tecido fibroglandular, com aumento do sinal nas sequências ponderadas em T2 (**D**) e proeminência do sistema ductal na região retroareolar e captação difusa no parênquima após a injeção do contraste (**E** axial e **F** sagital). Fonte: Acervo da autoria.

e que, da mesma forma, o risco de infecção está aumentado em função da dilatação ductal, da produção de leite e dos traumas inerentes à amamentação, também havendo o risco de formação de fístula láctea. Esses riscos, no entanto, podem ser minimizados com a interrupção da amamentação antes da realização da biópsia, com a utilização de agulhas mais finas, com uma técnica rigorosa de assepsia e com a aplicação, após o procedimento, de uma compressão efetiva para evitar sangramento.[2,3]

Principais afecções

Mastite puerperal

A mastite puerperal é a principal complicação observada nesse período. Apresenta-se com dor e hiperemia local, acompanhadas ou não de febre, e usualmente incide em apenas uma mama. Seu diagnóstico costuma ser realizado por anamnese e exame físico.

Os métodos de imagem são indicados para as pacientes com tratamento refratário, os casos de suspeita de abscesso ou quando houver a necessidade de diferenciar o quadro do carcinoma inflamatório. A ultrassonografia é o melhor método de avaliação desses casos, por ser mais sensível do que a mamografia. Os achados mais comuns são áreas hiperecogênicas entremeadas por lâminas hipoecogênicas, com aumento da vascularização ao estudo Doppler colorido, associadas a espessamento cutâneo e linfonodomegalia axilar (Figura 6.5).[1-6]

Abscessos podem ser encontrados nos casos de queixa de nódulo palpável ou como achado de imagem da evolução desfavorável das mastites (Figura 6.6). A ultrassonografia é utilizada nesses casos para identificar a coleção, o grau de liquefação e a presença de fístulas. É útil, ainda, para guiar a drenagem percutânea

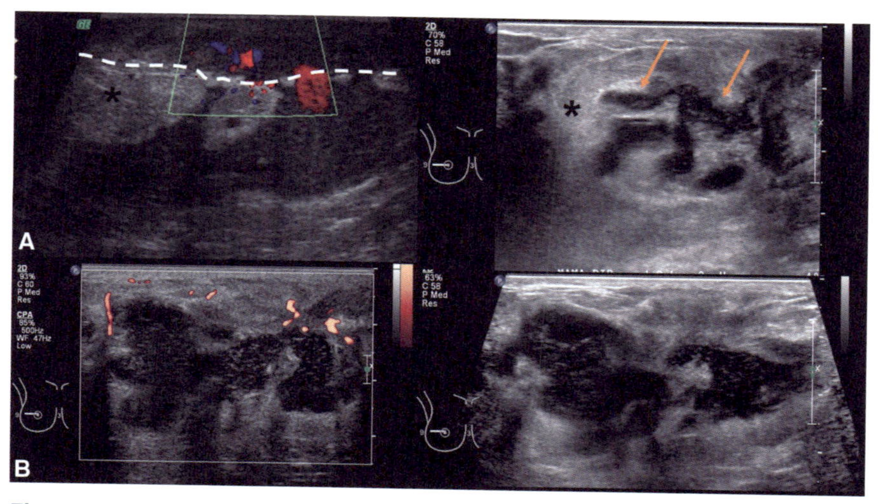

Figura 6.5. Aspecto ultrassonográfico de mastite, áreas hiperecogênicas (*) entremeadas por lâminas hipoecoicas (setas laranja), com aumento da vascularização ao estudo Doppler (**A**), associadas a espessamento cutâneo (**---**). Fonte: Acervo da autoria.

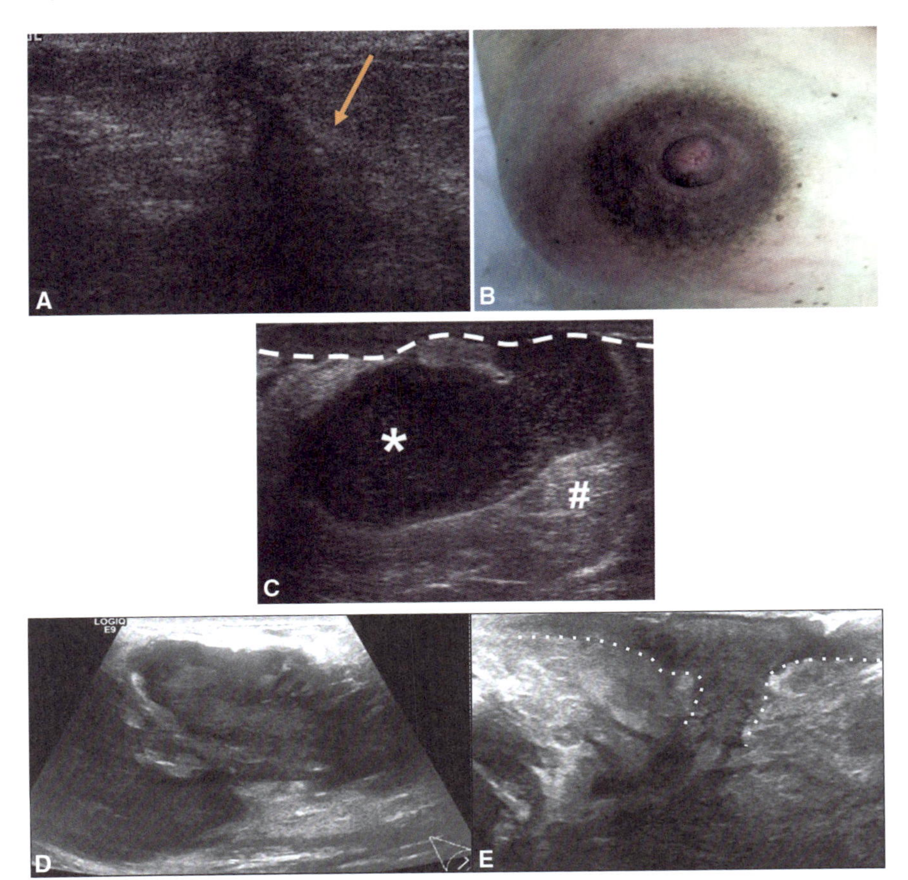

Figura 6.6. Paciente de 29 anos, amamentando há 15 dias, apresentou dor periareolar. Ultrassonografia inicial demonstrou área de alteração textural hipoecogênica (**A**, seta laranja). Duas semanas depois apresentou vermelhidão e calor na mama (**B**) e ultrassonografia (**C**) demonstrando abscesso (*), hiperecogenicidade do parênquima (**#**) e espessamento cutâneo (**---**). Evoluiu com aumento da coleção (**D**) e fístula cutânea (**E**, pontos brancos). Fonte: Acervo da autoria.

ou a biópsia nos casos em que se faz necessário investigar os nódulos suspeitos. O principal achado é de um nódulo hipoecogênico ou anecogênico, que pode ter nível líquido ou debris, com halo hiperecogênico. Quando há fístula, visualiza-se uma estrutura tubular hipoecogênica com trajeto em direção à pele (Figura 6.6E).[1-6]

Galactocele

A galactocele é a lesão benigna da mama mais comum nas mulheres lactantes e ocorre com maior frequência ainda naquelas que interromperam a lactação. É decorrente da dilatação ductal com acúmulo do leite, sendo seu conteúdo composto por quantidade variável de gordura, lactose e proteínas, o que resulta em apresentações radiológicas variáveis.

Usualmente, apresenta-se como nódulo palpável que pode não ser caracterizado na mamografia pelo aumento da densidade mamária. Nos casos em que são visualizados, apresenta-se como nódulo com densidade variável (a depender do conteúdo adiposo), por exemplo, com densidade adiposa (radiolucente) ou com nível líquido-gorduroso nos casos iniciais (Figura 6.7). Nas imagens de ultrassonografia, pode se apresentar, inicialmente, como nódulo hipoecogênico circunscrito com reforço acústico posterior (Figura 6.8); quando ocorre a separação da gordura e do conteúdo proteico, pode haver nível líquido-gorduroso ou cisto com conteúdo hipoecogênico ou com debris; e nos casos mais tardios, observa-se um nódulo heterogêneo (Figura 6.9).

A punção aspirativa pode ser realizada para determinar o diagnóstico nos casos duvidosos ou com função terapêutica nos casos sintomáticos (Figura 6.10).[1-6]

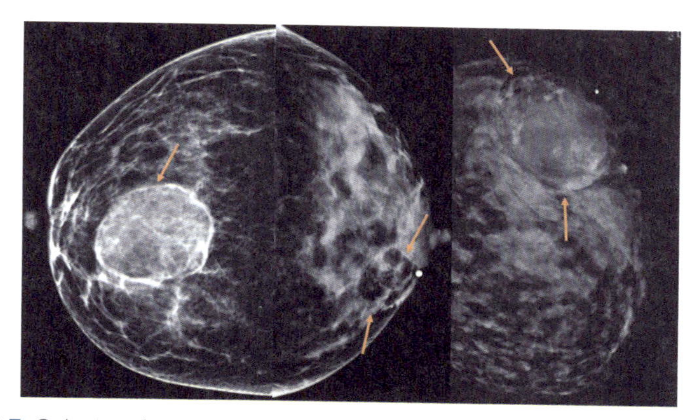

Figura 6.7. Galactocele com aspecto radiolucente na mamografia (setas laranjas). Fonte: Acervo da autoria.

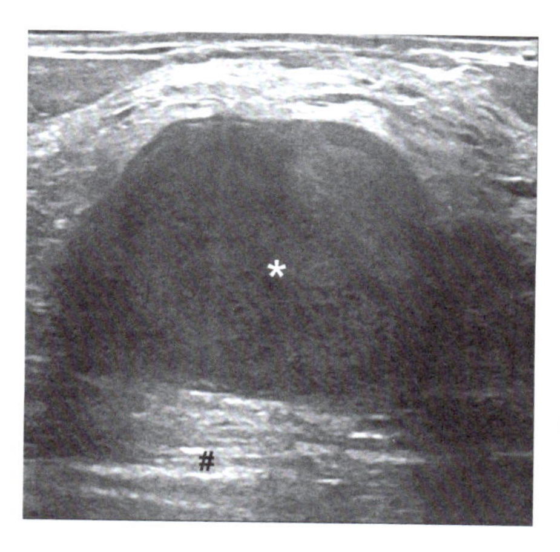

Figura 6.8. Galactocele à ultrassonografia: nódulo hipoecoico circunscrito (*) com reforço acústico posterior (**#**). Fonte: Acervo da autoria.

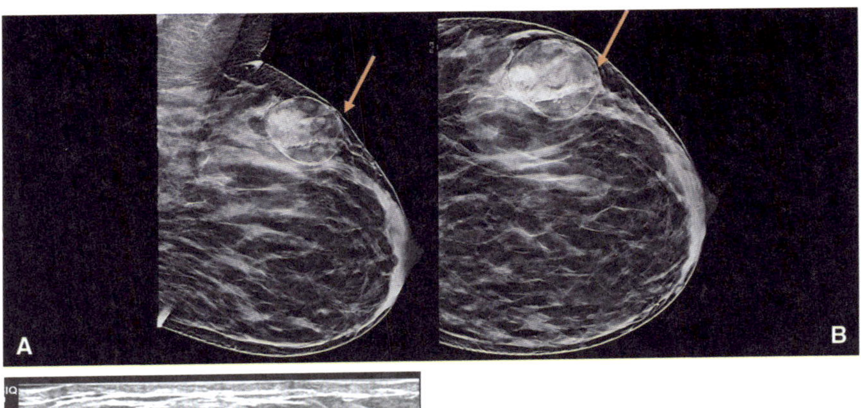

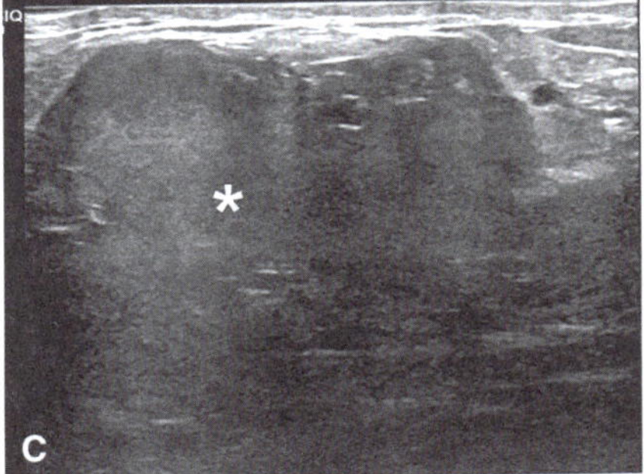

Figura 6.9. (**A-B**) Aspecto de galactocele na mamografia (nódulo com densidade mista, seta laranja) e na (**C**) ultrassonografia (nódulo heterogêneo) (*). Fonte: Acervo da autoria.

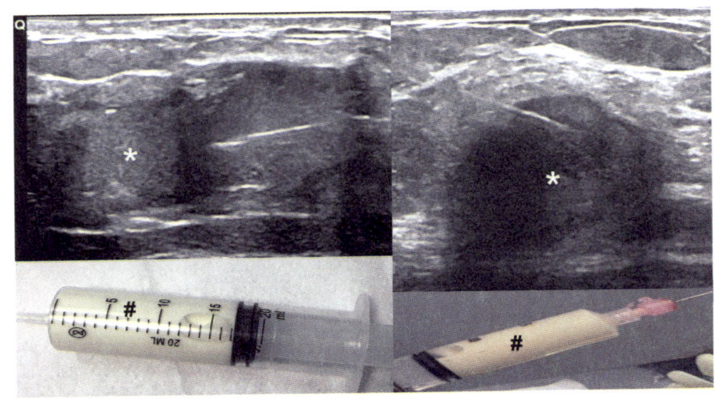

Figura 6.10. Punção com agulha fina (PAAF) em duas galactoceles (*) sintomáticas. Conteúdo leitoso obtido da PAAF (**#**). Fonte: Acervo da autoria.

Fibroadenoma

O fibroadenoma é o nódulo mais comum desse período em razão de sua alta incidência nas mulheres dessa faixa etária. Radiologicamente, apresenta-se como em outras fases da vida da mulher (Figura 6.11), porém nesse período

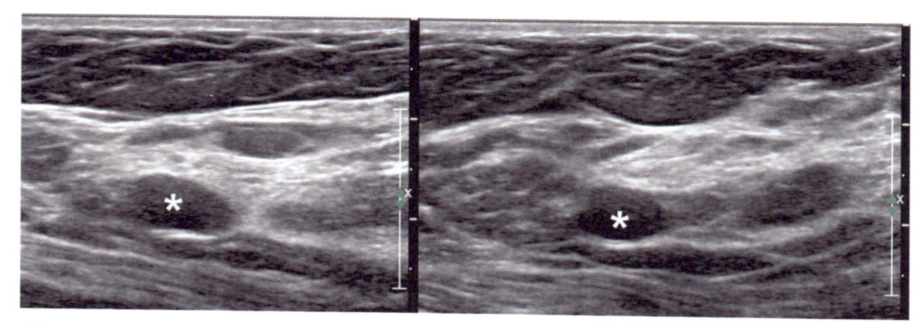

Figura 6.11. Aspecto de um fibroadenoma (*) típico, nódulo oval, circunscrito, hipoecogênico, homogêneo e maior eixo paralelo à pele. Fonte: Acervo da autoria.

pode sofrer alterações lactacionais, assim como a mama toda, apresentando particularidades como textura heterogênea (áreas císticas ou ecogênicas no interior) e aumento da vascularização.[1-6]

Adenoma lactacional

O adenoma lactacional é outra lesão benigna, porém de ocorrência mais rara. De maneira geral, apresenta-se como nódulo único.

A característica de imagem é de nódulo benigno, similar ao fibroadenoma. Raramente, pode se apresentar como nódulo irregular, necessitando de biópsia percutânea (Figura 6.12).[1-6]

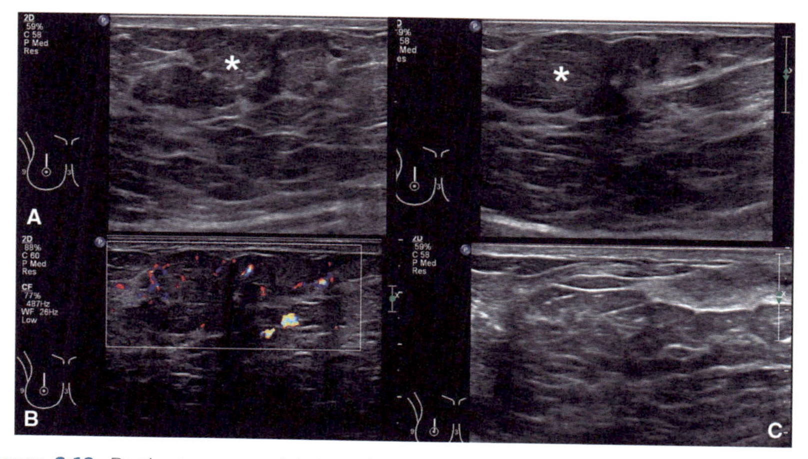

Figura 6.12. Paciente com nódulo palpável, amamentando há 3 semanas. Ultrassonografia demonstrando: nódulo sólido (*), isoecoico, paralelo, circunscrito (**A**) e vascularizado ao Doppler (**B**). Paciente foi submetida a *core biopsy* com resultado de adenoma lactacional. Ultrassonografia após 2 meses após cessar a amamentação mostra regressão do nódulo (**C**). Fonte: Acervo da autoria.

Considerações finais

Apesar de a maioria das lesões nessa fase ser benigna (mastite, abscesso, adenoma lactacional e fibroadenomas), não se pode esquecer dos carcinomas que serão abordados em outro capítulo deste livro. Nos casos duvidosos ou refratários ao tratamento somente a biópsia percutânea poderá realizar o diagnóstico diferencial, evitando retardo no reconhecimento do carcinoma de mama.

Referências bibliográficas

1. Vashi R, Hooley R, Butler R, Geisel J, Philpotts L. Breast imaging of the pregnant and lactating patient: Physiologic changes and common benign entities. AJR Am J Roentgenol. 2013;200(2):329-36.
2. Rosas CHS, Góes ACA, Saltão LM, Tanaka AMS, Marques EF, Bitencourt AGV. Pregnancy-lactation cycle: How to use imaging methods for breast evaluation. Radiol Bras. 2020;53(6):405-12.
3. Sabate JM, Clotet M, Torrubia S, Gomez A, Guerrero R, Heras P, Lerma E. Radiologic evaluation of breast disorders related to pregnancy and lactation. Radiographics. 2007;27 (Suppl 1):S101-24.
4. Chala LF, Moraes PC, Oliveira ALK. Ultra-sonografia das mamas. In: Aguilar V, Bauad S, Maranhão N. Mama: diagnóstico por imagem. Rio de Janeiro: Revinter; 1999:457-62.
5. Langer A, Mohallem M, Berment H, Ferreira F, Gog A, Khalifa D et al. Breast lumps in pregnant women. Diagn Interv Imaging. 2015;96(10):1077-87.
6. Tirada N, Dreizin D, Khati NJ, Akin EA, Zeman RK. Imaging pregnant and lactating patients. Radiographics. 2015;35(6):1751-65.
7. Nissan N, Allweis T, Menes T, Brodsky A, Paluch-Shimon S, Haas I et al. Breast MRI during lactation: Effects on tumor conspicuity using dynamic contrast-enhanced (DCE) in comparison with diffusion tensor imaging (DTI) parametric maps. Eur Radiol. 2020;30(2):767-77.
8. Beckett KR, Moriarity AK, Langer JM. Safe use of contrast media: What the radiologist needs to know. Radiographics. 2015;35(6):1738-50.

7

Rastreamento do Câncer de Mama no Ciclo Gravídico-puerperal

Tatiana Cardoso de Mello Tucunduva
Giselle Guedes Netto de Mello
Luciano Fernandes Chala

Introdução

Denomina-se câncer de mama associado à gravidez (PABC; do inglês, *pregnancy-associated breast cancer*) quando esse diagnóstico é feito durante a gestação (Figura 7.1) ou até 1 ano após o parto (Figura 7.2), inclusive durante a lactação. Sua ocorrência é relatada em diversos estudos populacionais (Tabela 7.1) e, atualmente, estima-se que cerca de 4% das mulheres com câncer de mama com menos de 45 anos de idade são diagnosticadas durante a gravidez ou no primeiro ano pós-parto.[1-5]

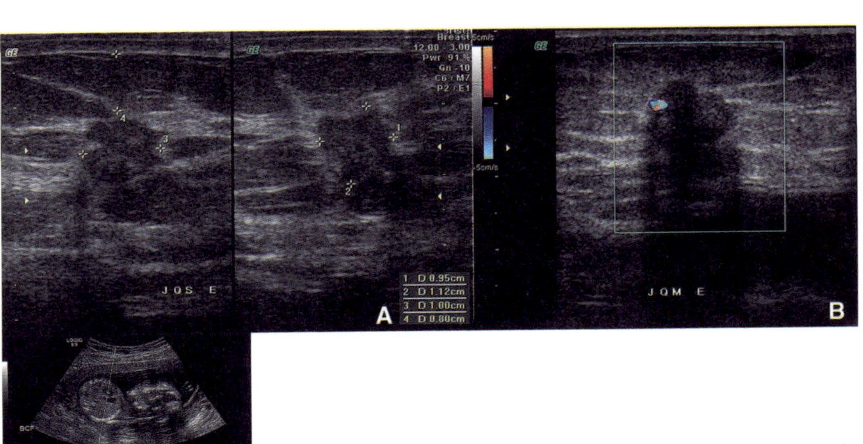

Figura 7.1. Paciente com 35 anos com diagnóstico de carcinoma ductal invasivo na mama esquerda (**A** e **B**), 28 semanas de gestação (**C**). Fonte: Acervo da autoria.

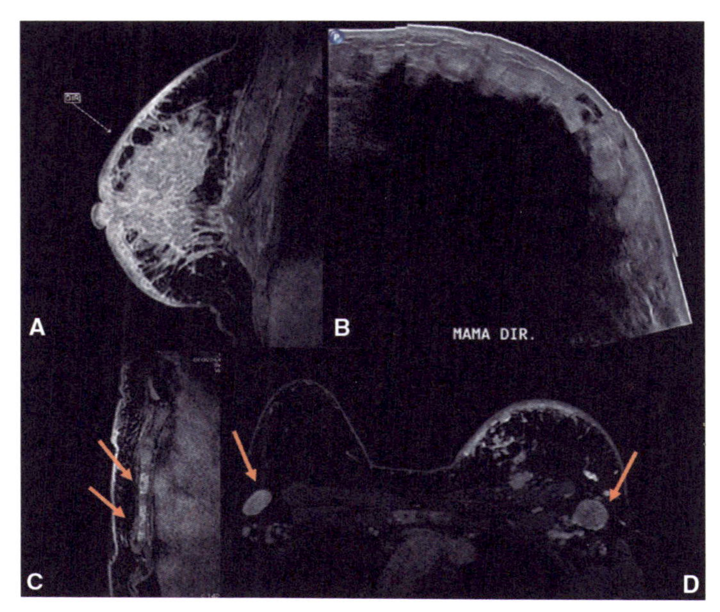

Figura 7.2. Paciente puérpera (11 meses) com aumento do volume mamário, edema e dor na mama direita (**A** - RM e **B** - ultrassonografia) há 1 mês, com metástase óssea (setas amarelas), **C**) e para linfonodos auxiliares (setas amarelas, **D**). Diagnóstico de carcinoma lobular invasivo pleomórfico. Fonte: Acervo da autoria.

A incidência desse diagnóstico varia de 17,5 a 39,9:100 mil nascimentos, mas é menor durante a gravidez (3,0 a 7,7:100 mil nascimentos) do que durante o período pós-parto (13,8 a 32,2:100 mil nascimentos).[2,6-9]

Vários estudos têm demonstrado, ainda, taxas de incidência crescentes de PABC ao longo do tempo.[3,4,6-8] Essa variação pode ser explicada pelo aumento da idade materna causada pela tendência de adiar a gestação, o que coincide com idades em que o câncer de mama é mais comum.[3,4,7]

Existem alguns desafios, no entanto, para estimar a incidência de PABC. Os estudos podem divergir em razão da inclusão ou da exclusão de abortos e natimortos tanto no numerador quanto no denominador da taxa de incidência. O mais comum é que a incidência de PABC seja expressa como o número de casos de câncer de mama por 100 mil partos ou nascimentos, mas, em alguns estudos, gestações que evoluíram para abortamentos e perda gestacional foram incluídas no cálculo. Essa apuração divergente dos casos leva à subestimação das taxas de PABC durante a gravidez, em particular no primeiro trimestre. Em muitos países, ainda, os dados populacionais estão disponíveis em registros de nascimento e registros de câncer de modo que, para classificar um câncer de mama como PABC, esses dois bancos de dados de registro devem estar disponíveis e ser vinculados individualmente, o que pode ser difícil.

Tabela 7.1. Estimativas do câncer de mama associado à gravidez

Localização	Anos do estudo	Definição PABC	TOTAL PABC	PABC incidência (por 100 mil)	Incidência ao longo do tempo
			N (Gestação + 1 ano pós-parto) N (Gestação) N (1 ano pós-parto)	Taxa (Gestação + 1 ano pós-parto) Taxa (Gestação) 1 Ano pós-parto	
Estados Unidos (5 estados)	2001-2013	Gestação + 1 ano	208 56 152	26,8 7,2 19,6	crescente
Lomabardia, Itália	2002-2011	Gestação + 1 ano	479 93 386	39,9 7,7 32,2	sem dados para PABC
Suécia	1963-2007	Gestação + 1 ano	1486 139 1347	32,4 3,0 29,4	—
Dinamarca	1997-2006	Gestação + 1 ano	426 91 335	17,5 3,7 13,8	crescente
New South Wales, Austrália	1994-2008	Gestação + 1 ano	377 95 282	28,8 7,3 21,5	crescente
Califórnia, Estados Unidos	1991-1999	Gestação + 1 ano	935 266 669	19,3 5,4 13, 8	—

Fonte: Clinical Presentations of Breast Disorders in Pregnancy and Lactation. Adv Exp Med Biol, 2020.[25]

De maneira semelhante ao que ocorre com a incidência geral de câncer de mama, as taxas de incidência específicas por idade de PABC aumentam durante o período reprodutivo da mulher e são mais altas acima dos 40 anos.[3,4,6,8] Apesar disso, a incidência de PABC também depende da idade no parto (ou seja, da idade de exposição); e na maioria das populações, a idade média de parto é inferior a 30 anos. Como a distribuição de idade do PABC é a sobreposição entre as distribuições de idade da gravidez (exposição) e do câncer de mama (desfecho), os números absolutos de PABC são, portanto, mais altos no intervalo de 30 a 34 anos.[3] Nessa faixa etária, portanto, a gravidez e o câncer de mama têm maior probabilidade de coexistência. Assim, embora a taxa de incidência de PABC aumente com a idade, os números absolutos de PABC diminuem continuamente até chegarem a zero na menopausa, após o que as mulheres não são mais expostas à gravidez e o PABC não ocorre.

Alguns estudos avaliaram, ainda, o prognóstico após o câncer de mama durante a gravidez e a lactação, com resultados divergentes.[10-13,17] Duas metanálises, incluindo estudos de base populacional e hospitalar, encontraram pior prognóstico em mulheres com PABC em comparação com não PABC, sendo que a associação foi mais forte no período pós-parto e mais fraca em mulheres diagnosticadas durante a gravidez.[14-16] Mulheres com PABC são mais frequentemente diagnosticadas com tumores em estágio avançado e doença negativa para receptor de hormônio (Figura 7.3).[10-13] Assim, após ajustes para o estágio do tumor e sua biologia, a sobrevida mostrou-se semelhante entre PABC e não PABC, indicando que o pior prognóstico relatado em alguns estudos pode ser explicado em grande parte pelas características adversas do tumor.[10-13] Dessa forma, pode-se afirmar que os estudos têm mostrado prognóstico semelhante para mulheres com PABC em comparação com outras mulheres jovens com câncer de mama, considerando-se as diferenças de idade, estágio e outras características do tumor.[1-10]

Deve-se destacar, também, que atraso no diagnóstico do PABC é comum, sendo frequentemente relatado com mais de 6 meses. As razões para isso são multifatoriais. As apresentações clínicas mais comuns do PABC incluem a presença de um nódulo palpável indolor, espessamento da pele ou edema assimétrico da mama (Figura 7.4). Pacientes e médicos podem atribuir erroneamente esses achados às alterações fisiológicas normais da mama durante a gravidez. Além disso, as mudanças fisiológicas normais, como aumento da densidade do tecido mamário, também tornam o exame físico da mama mais difícil. A esses fatores se soma a falta de conscientização da possibilidade da doença nessas mulheres, usualmente jovens, e a indicação incorreta dos métodos de imagem.

Rastreamento do câncer de mama

O rastreamento mamográfico populacional que possibilita a detecção precoce é considerado um dos pilares para a redução da mortalidade pelo câncer de mama desde a publicação dos primeiros estudos prospectivos, controlados e randomizados e foi, progressivamente, adotado por diversos países. Na população geral, esse rastreamento se baseia na realização periódica da mamografia em

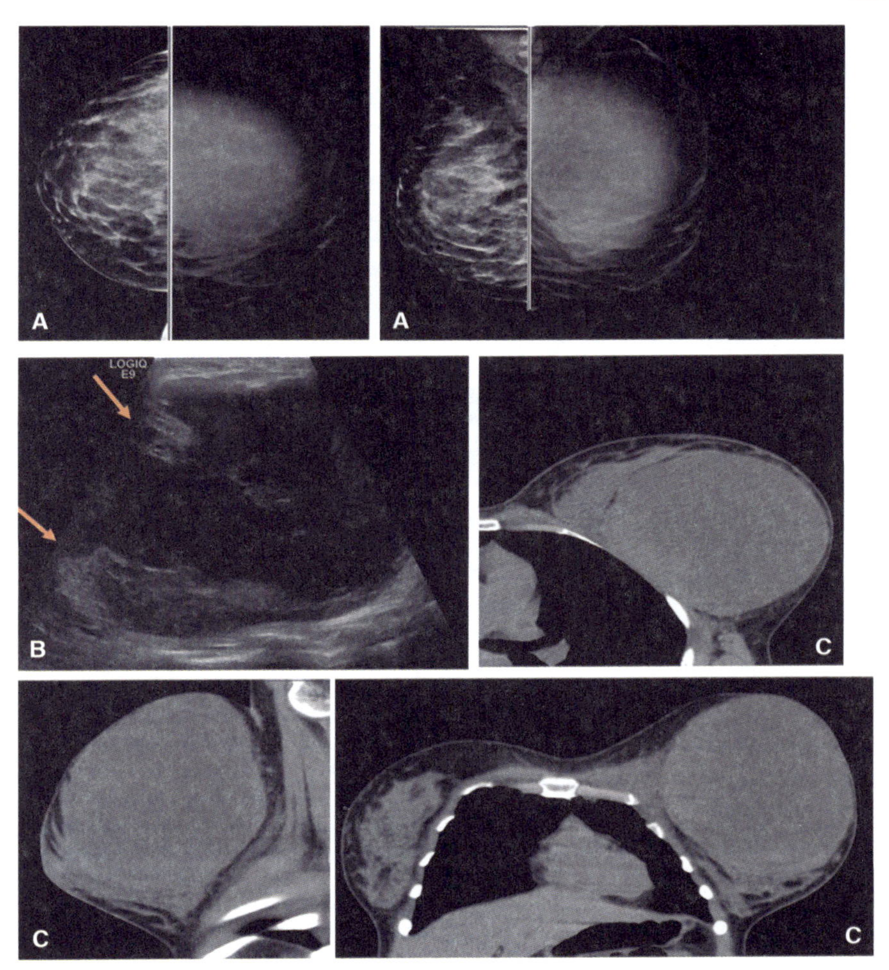

Figura 7.3. 29 anos com nódulo palpável desde 1 mês gestação. Exames realizados com 27 semanas de gestação. Carcinoma invasivo triplo negativo. Mamografia (**A**) demonstrando aumento do volume mamário decorrente de nódulo. Ultrassonografia demonstrando grande massa com áreas císticas (**B**). Tomografia do tórax foi realizada para estadiamento (**C**) demonstrando o nódulo promovendo aumento do volume mamário. Fonte: Acervo da autoria.

mulheres assintomáticas visando à sua detecção precoce e tem como objetivo/benefício primordial a redução da mortalidade pela doença. Outras vantagens em potencial incluem a menor probabilidade de tratamentos cirúrgicos extensos, incluindo a mastectomia; menor chance de quimioterapia; aumento na sobrevida; e a segurança produzida pelos exames normais. Apesar disso, o rastreamento do câncer de mama também se associa a efeitos adversos, notadamente o sobrediagnóstico (*overdiagnosis*) e os resultados falso-positivos. Outros efeitos

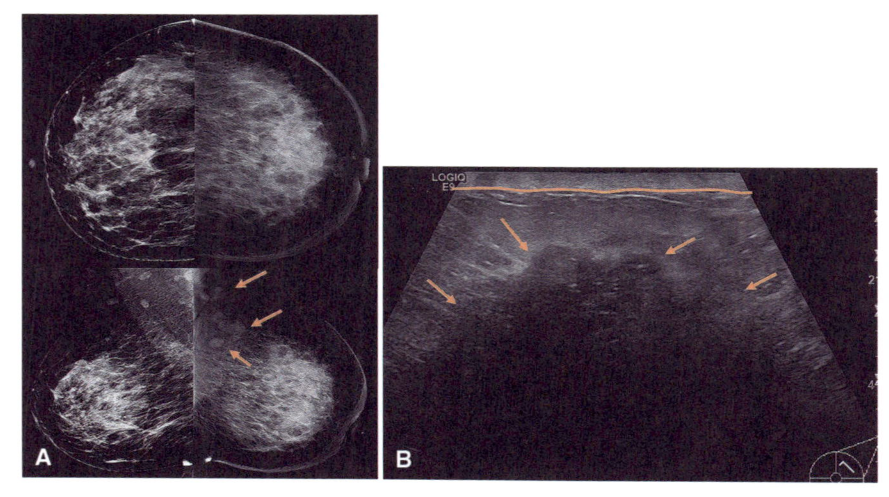

Figura 7.4. Paciente com 35 anos, gestante de 11 semanas com diagnóstico de carcinoma inflamatório, caracterizado por massa palpável, assimetria global associada a espessamento cutâneo e linfonomegalia axilar ipsilateral (setas laranja, **A**). Ultrassonografia (**B**): alteração ecotextural difusa (setas laranjas) da mama esquerda, associada a espessamento cutâneo difuso (linha laranja). Fonte: Acervo da autoria.

adversos incluem os potenciais efeitos da exposição à radiação ionizante e a ansiedade gerada nas mulheres.

A busca de um equilíbrio entre os benefícios da redução da mortalidade e os efeitos adversos tem sido considerada de maneira crescente nas decisões e orientações relacionadas ao rastreamento mamográfico do câncer de mama, sendo que divergências com relação ao equilíbrio ideal estão na origem das controvérsias sobre a definição do melhor protocolo de rastreio. O principal benefício observado com a instituição do rastreamento mamográfico é sua associação com a redução da mortalidade pelo câncer de mama em mulheres com idade entre 40 e 74 anos.[18]

As principais organizações médicas do Brasil possuem recomendações para o rastreamento mamográfico do câncer de mama que orientam o protocolo utilizado nos programas de rastreamento populacional. O Colégio Brasileiro de Radiologia (CBR), a Sociedade Brasileira de Mastologia (SBM) e a Federação Brasileira das Associações de Ginecologia e Obstetrícia (Febrasgo) publicaram em 2017 as seguintes recomendações para o rastreamento do câncer de mama na população geral:

- ≤ 39 anos: o rastreamento mamográfico não é recomendado.
- 40 a 74 anos: recomenda-se o rastreamento mamográfico anual.
- ≥ 75 anos: recomenda-se que o rastreamento mamográfico seja individualizado e sugere-se sua realização com periodicidade anual para mulheres com expectativa de vida superior a 7 anos.

O Instituto Nacional do Câncer (INCA), desde 2015, orienta o rastreamento mamográfico a cada 2 anos apenas para mulheres com idade entre 50 e 69 anos.

Alto risco

A definição de alto risco para câncer de mama é variável e, em geral, baseia-se no risco vitalício de desenvolver a doença. De acordo com os critérios da American Cancer Society, são classificadas como de alto risco:

- Mulheres com risco ao longo da vida de 20% a 25% ou mais, estimado por um dos modelos matemáticos baseados no risco familiar.
- Mulheres com mutações ou não testadas, mas com familiares de primeiro grau com mutações nos genes *BRCA-1* ou *BRCA-2*.
- Mulheres que foram submetidas à irradiação torácica.
- Mulheres portadoras ou não testadas, mas com familiares de primeiro grau com as síndromes de Cowden, Bannayan-Riley-Ruvalcaba ou Li-Fraumeni.

As mulheres são classificadas como de risco intermediário se o risco vitalício for de 15% a 20% de acordo com modelos matemáticos baseados no risco familiar, se apresentarem o diagnóstico de neoplasia lobular ou hiperplasia ductal atípica, antecedente pessoal de câncer de mama ou tecido mamário denso.

Quando uma mulher é classificada como de alto risco, três condutas clínicas podem ser propostas:

- Intensificação da vigilância clínica e do rastreamento com métodos de diagnóstico por imagem.
- Cirurgia redutora de risco (mastectomia subcutânea bilateral).
- Quimioprevenção.

A intensificação do rastreamento com métodos de diagnóstico por imagem, via de regra, inclui três alterações com relação ao rastreamento na população geral de mulheres:

- Antecipação do início do rastreamento, pois os tumores nessas mulheres tendem a se desenvolver mais precocemente.
- Incorporação de métodos de imagem suplementares (p. ex., ressonância magnética) em razão das limitações da mamografia.
- Modificação da periodicidade do rastreamento, com a realização obrigatória de exames anuais em função do menor tempo de duplicação tumoral.

Assim, é possível detalhar propostas de rastreamento para as mulheres classificadas como de alto risco de acordo com os critérios da American Cancer Society. Essas propostas serão descritas a seguir:

- Em mulheres portadoras de variantes patogênicas relacionados com o aumento do risco de câncer de mama (p. ex.: *BRCA-1*, *BRCA-2*, Li-Fraumeni, síndrome de Cowden e Bannayan-Riley-Ruvalcaba) ou em mulheres não testadas, mas com familiares de primeiro grau com mutação nesses genes, deve-se antecipar o início da mamografia, incluir a ressonância magnética (RM) e realizar os exames com periodicidade anual. Recomenda-se, ainda, que o rastreamento mamográfico anual seja iniciado aos 30 anos de idade. Se a mulher ou seus médicos desejarem iniciá-lo antes, não se recomenda a realização antes dos 25 anos. Deve-se destacar, no entanto, que a sensibilidade da mamografia nessas mulheres é reduzida, pois há um maior número de mulheres jovens com mamas densas no rastreamento e, mais importante, por conta do fenótipo tumoral nessa população.

- O rastreamento mamográfico em mulheres com risco vitalício superior ou igual a 20%, calculado por modelos matemáticos baseados na história familiar e que inclui a maioria das mulheres com história familiar fortemente sugestiva de câncer hereditário e teste genético negativo, também deve ser modificado. Recomenda-se o início do rastreamento mamográfico anual aos 30 anos ou 10 anos antes da idade da familiar mais jovem afetada – sugere-se escolher a maior dessas idades e não iniciar antes dos 25 anos. Como mencionado anteriormente, é preciso considerar que a sensibilidade da mamografia nessas mulheres é inferior à da população geral.

As limitações do rastreamento mamográfico nesses grupos de mulheres motivaram estudos sobre o impacto do uso da RM e da ultrassonografia (USG) como métodos complementares. Esses estudos mostraram que o uso adicional tanto da USG quanto da RM associou-se à detecção adicional de um número significativo de tumores, com uma enorme superioridade da RM. Por essa razão, a RM deve ser o método suplementar de escolha no rastreamento dessas mulheres e a USG deve ser utilizada apenas se a RM, por quaisquer razões, não puder ser realizada.

Há consenso de que mulheres que foram submetidas à irradiação torácica com 30 anos ou menos devem ser rastreadas com a mamografia e a RM anuais com início 8 anos após o término da radioterapia, mas não antes dos 25 anos, uma vez que o risco estimado de desenvolver câncer de mama para essas pacientes é de 35%. Conforme já mencionado, a RM é o método suplementar de escolha também no rastreamento dessas mulheres e a USG deve ser utilizada apenas se a ressonância magnética, por quaisquer razões, não puder ser realizada.

Na Tabela 7.2, estão resumidas as recomendações para rastreamento das pacientes de alto risco. Conforme detalhado no tópico "Particularidades do rastreamento no ciclo gravídico-puerperal", o rastreamento nas pacientes gestantes ficará postergado (sendo os exames de imagem indicados nos casos de lesões clínicas suspeitas), podendo ser retomado nas pacientes lactantes, a depender

Tabela 7.2. Recomendações de rastreamento

	Risco habitual	Alto risco	Irradiação torácica antes dos 30 anos
Idade início	40 anos	30 anos*	8 anos após radioterapia
Periodicidade	Anual	Anual	Anual
MMG	Sim	Sim	Sim
RM	Não	Sim	Sim

**10 anos do caso mais jovem, não antes dos 25 anos.*

do risco e do tempo de lactação. Destaca-se que essas diretrizes são bem estabelecidas para mulheres fora do ciclo gravídico-puerperal, mas não há diretrizes ou recomendações uniformes para população de gestantes e lactantes.

Particularidades do rastreamento no ciclo gravídico-puerperal

Em linhas gerais, o rastreamento do câncer de mama em mulheres assintomáticas, apropriado para faixa etária e risco, deverá ser realizado antes da gestação, interrompido durante a gravidez e retomado com algumas considerações durante a lactação.

Os métodos de imagem nessa fase da vida da mulher apresentam sensibilidade reduzida por diferentes razões:

- Mamografia: aumento da densidade mamográfica por causa da distensão dos lóbulos e da proliferação tecidual. Sabe-se que amamentar ou bombear antes da mamografia pode diminuir a densidade do parênquima e, assim, melhorar a sensibilidade do exame.
- Ultrassonografia: aumento difuso da ecogenicidade do parênquima, aumento da vascularização e proeminência do sistema ductal.
- Ressonância magnética: aumento da vascularização que desencadeia aumento acentuado no realce de fundo do parênquima, podendo obscurecer lesões.

As recomendações do rastreamento nessa fase da vida da mulher não apresentam embasamento científico robusto; contudo, a realização de ensaio clínico randomizado seria inviável nessa população em razão dos riscos potenciais e de aspectos éticos. Dessa forma, as recomendações de manejo clínico e rastreamento são baseadas e extrapoladas a partir de opiniões de especialistas.[19]

O exame de RM com gadolínio deverá ser evitado durante a gestação, pois atinge a circulação fetal podendo causar, conforme relatos, efeitos adversos como doenças reumatológicas, cutâneas e natimortalidade. Outras preocupações com a RM são o aquecimento, que pode afetar a migração celular durante o primeiro trimestre, e o ruído acústico, que pode prejudicar a audição fetal (o ouvido fetal se desenvolve na 24ª semana). Levando-se em conta esses riscos da exposição fetal ao gadolínio e o fato de que o exame é realizado em posição pronada, o exame de RM não é considerado modalidade diagnóstica apropriada para avaliação das mamas nas pacientes gestantes. Nos casos de PABC diagnosticado, a avaliação da extensão da doença é feita com mamografia bilateral e USG..[20,21]

Durante a lactação, no entanto, a RM pode ser realizada. Sua principal indicação é o estadiamento de PABC, pois a extensão do câncer pode ser subestimada nessas pacientes, em sua maioria jovens. Uma pequena porcentagem do gadolínio é excretada no leite materno e absorvida pela criança, mas não há casos relatados de toxicidade direta. A interrupção da amamentação só é realizada nos casos de desejo materno, nos quais deve-se recomendar à mãe que retire e descarte o leite de ambas as mamas por 12 a 24 horas após o exame. O agente de contraste é indetectável na circulação das mães após 24 horas.[22,23]

Apesar de não haver literatura robusta específica para o rastreamento de pacientes lactantes de alto risco, há recomendações feitas por alguns autores. Idealmente, essas pacientes deveriam ser rastreadas com mamografia e RM das mamas antes da gestação e há autores que recomendam a retomada do rastreamento com a realização de mamografia e RM das mamas 6 a 8 meses após o término da lactação, período em que os efeitos fisiológicos da amamentação no parênquima mamário estarão minimizados. Nos casos em que a amamentação for planejada por mais de 6 meses e sem previsão de término, tanto a mamografia de rastreamento quanto à RM da mama devem ser realizadas durante a lactação com as orientações de esvaziamento lácteo antes dos exames a fim de diminuir a densidade do parênquima na mamografia e o hipersinal nas imagens ponderadas em T2.

É importante destacar, no entanto, que as alterações hormonais do período lactacional e o aumento do número de lesões benignas (descritos no Capítulo 6, *Exames de Imagem e Procedimentos Minimamente Invasivos durante o Aleitamento*) se associam a um potencial aumento do número dos falso-positivos nos exames de imagem.

Referências bibliográficas

1. MacDonald HR. Pregnancy associated breast cancer. Breast J. 2020;26(1):81-5.
2. Andersson TM, Johansson AL, Fredriksson I, Lambe M. Cancer during pregnancy and the postpartum period: A population-based study. Cancer. 2015;121(12):2072-7.
3. Andersson TM, Johansson ALV, Hsieh CC, Cnattingius S, Lambe M. Increasing incidence of pregnancy-associated breast cancer in Sweden. Obstet Gynecol. 2009;114(3):568-72.
4. Eibye S, Kjær SK, Mellemkjær L. Incidence of pregnancy-associated cancer in Denmark, 1977-2006. Obstet Gynecol. 2013;122(3):608-17.
5. Stensheim H, Møller B, van Dijk T, Fosså SD. Cause-specific survival for women diagnosed with cancer during pregnancy or lactation: A registry-based cohort study. J Clin Oncol. 2009;27(1):45-51.
6. Cottreau CM, Dashevsky I, Andrade SE, Li DK, Nekhlyudov L, Raebel MA et al. Pregnancy-associated cancer: A U.S. population-based study. J Womens Health (Larchmt). 2019;28(2):250-7.
7. Lee YY, Roberts CL, Dobbins T, Stavrou E, Black K, Morris J et al. Incidence and outcomes of pregnancy-associated cancer in Australia, 1994-2008: A population-based linkage study. BJOG. 2012;119(13):1572-82.
8. Parazzini F, Franchi M, Tavani A, Negri E, Peccatori FA. Frequency of pregnancy related cancer: A population based linkage study in Lombardy, Italy. Int J Gynecol Cancer. 2017;27(3):613-9.
9. Smith LH, Danielsen B, Allen ME, Cress R. Cancer associated with obstetric delivery: Results of linkage with the California cancer registry. Am J Obstet Gynecol. 2003;189(4):1128-35.
10. Stensheim H, Møller B, van Dijk T, Fosså SD. Cause-specific survival for women diagnosed with cancer during pregnancy or lactation: A registry-based cohort study. J Clin Oncol. 2009;27(1):45-51.
11. Johansson ALV, Andersson TML, Hsieh CC, Jirström K, Cnattingius S, Fredriksson I et al. Tumor characteristics and prognosis in women with pregnancy-associated breast cancer. Int J Cancer. 2018;142(7):1343-54.
12. Amant F, von Minckwitz G, Han SN, Bontenbal M, Ring AE, Giermek J et al. Prognosis of women with primary breast cancer diagnosed during pregnancy: Results from an international collaborative study. J Clin Oncol. 2013;31(20):2532-9.

13. Moreira WB, Brandão EC, Soares AN, Lucena CEM, Antunes CMF. Prognosis for patients diagnosed with pregnancy-associated breast cancer: A paired case-control study. São Paulo Med J. 2010;128(3):119-24.
14. Azim Jr HA, Santoro L, Russell-Edu W, Pentheroudakis G, Pavlidis N, Peccatori FA. Prognosis of pregnancy-associated breast cancer: A meta-analysis of 30 studies. Cancer Treat Rev. 2012;38(7):834-42.
15. Hartman EK, Eslick GD. The prognosis of women diagnosed with breast cancer before, during and after pregnancy: A meta-analysis. Breast Cancer Res Treat. 2016;160(2):347-60.
16. Shao C, Yu Z, Xiao J, Liu L, Hong F, Zhang Y et al. Prognosis of pregnancy-associated breast cancer: A meta-analysis. BMC Cancer. 2020;20(1):746.
17. Rodriguez AO, Chew H, Cress R, Xing G, McElvy S, Danielsen B, et al. Evidence of poorer survival in pregnancy-associated breast cancer. Obstet Gynecol. 2008;112(1):71-8.
18. Livro: MAMA do colégio brasileiro de radiologia e diagnóstico por imagem 2019. Editora Elsevier. Capítulo18: Rastreamento do câncer de mama na população geral e de alto risco Autor do capítulo: Luciano Fernandes Chala páginas: 455-477.
19. Zha N, Alabousi M, Abdullah P, Freitas V, Linthorst R, Muhn N et al. Breast cancer screening in high-risk patients during pregnancy and breastfeeding: A systematic review of the literature. J Breast Imag. 2019;1(2):92-8.
20. Ray JG, Vermeulen MJ, Bharatha A, Montanera WJ, Park AL. Association between MRI exposure during pregnancy and fetal and childhood outcomes. JAMA. 2016;316(9):952-61.
21. Tirada N, Dreizin D, Khati NJ, Akin EA, Zeman RK. Imaging pregnant and lactating patients. Radiographics. 2015;35(6):1751-65.
22. Beckett KR, Moriarity AK, Langer JM. Safe use of contrast media: What the radiologist needs to know. Radiographics. 2015;35(6):1738-50.
23. Tremblay E, Thérasse E, Thomassin-Naggara I, Trop I. Quality initiatives: Guidelines for use of medical imaging during pregnancy and lactation. Radiographics. 2012;32(3):897-911.
24. Carmichael H, Matsen C, Freer P, Kohlmann W, Stein M, Buys SS et al. Breast cancer screening of pregnant and breastfeeding women with BRCA mutations. Breast Cancer Res Treat. 2017;162(2):225-30.
25. Kulkarni D. Clinical Presentations of Breast Disorders in Pregnancy and Lactation. Adv Exp Med Biol. 2020;1252:33-39.

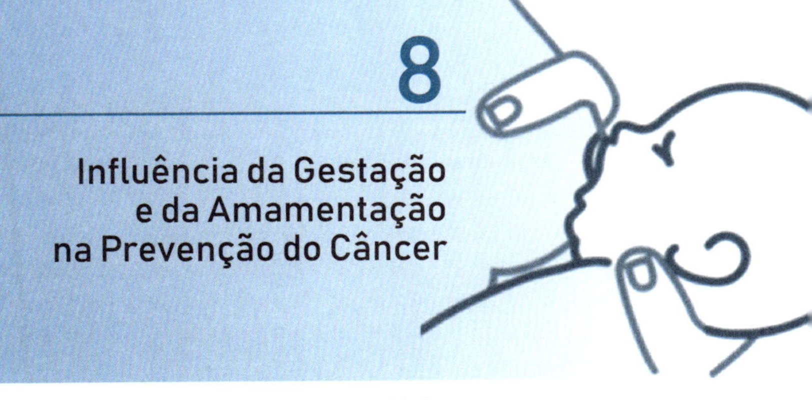

8

Influência da Gestação e da Amamentação na Prevenção do Câncer

Mayka Volpato dos Santos Vello
Cristiane C. Bandeira A. Nimir

Introdução

As interações entre gravidez e câncer de mama são complexas e paradoxais. Dados epidemiológicos mostram que a nuliparidade e a gravidez tardia aumentam o risco de câncer de mama, em especial os luminais. Por sua vez, a gravidez a termo precoce e a multiparidade são consideradas fatores protetores do câncer de mama (luminais) ao longo da vida. De maneira paradoxal, a gestação a termo tardia poderia aumentar o risco para câncer de mama luminal. Há, ainda, um aumento transitório do risco de câncer de mama nos primeiros anos após a gravidez e um aumento da proteção no longo prazo.

Mulheres jovens com diagnóstico de câncer de mama durante a gravidez, em geral, têm maior risco de morrer em consequência da doença e, após o tratamento, não há evidências de que a gravidez aumente o risco de recorrência da neoplasia.

Em geral, além da influência hormonal durante a vida reprodutiva da mulher, acredita-se que o câncer de mama resulta da proliferação celular descontrolada e/ou da perda da capacidade de apoptose como consequência de danos genéticos cumulativos que ativam proto-oncogenes e/ou inativam genes supressores de tumor. Essas alterações genéticas podem ser herdadas, como mutações germinativas, ou adquiridas, como resultado da exposição cumulativa a carcinógenos ambientais.

Desenvolvimento e diferenciação da glândula mamária

Sob influência dos hormônios femininos, hormônio luteinizante (LH), hormônio folículo-estimulante (FSH) e hormônio do crescimento (GH), a mama atravessa uma completa mudança desde a vida intrauterina até a senescência, pois o lóbulo tipo 1 é estimulado a formar novos botões alveolares e, gradualmente, evoluir para estruturas mais maduras chamadas lóbulos tipo 2 e tipo 3.

A progressão dos lóbulos tipo 3 para o tipo 4 só é atingida durante a gravidez e nesse período o tecido mamário se expande aproximadamente 10 vezes para se preparar para a síntese e a secreção das proteínas do leite e lipídios.[1] Dessa forma, a expressão máxima de desenvolvimento e a diferenciação do epitélio mamário só estarão completas após o ciclo completo de gravidez-lactação.[2]

A Figura 8.1 apresenta a histologia da mama no período reprodutivo e no ciclo gravídico-puerperal.

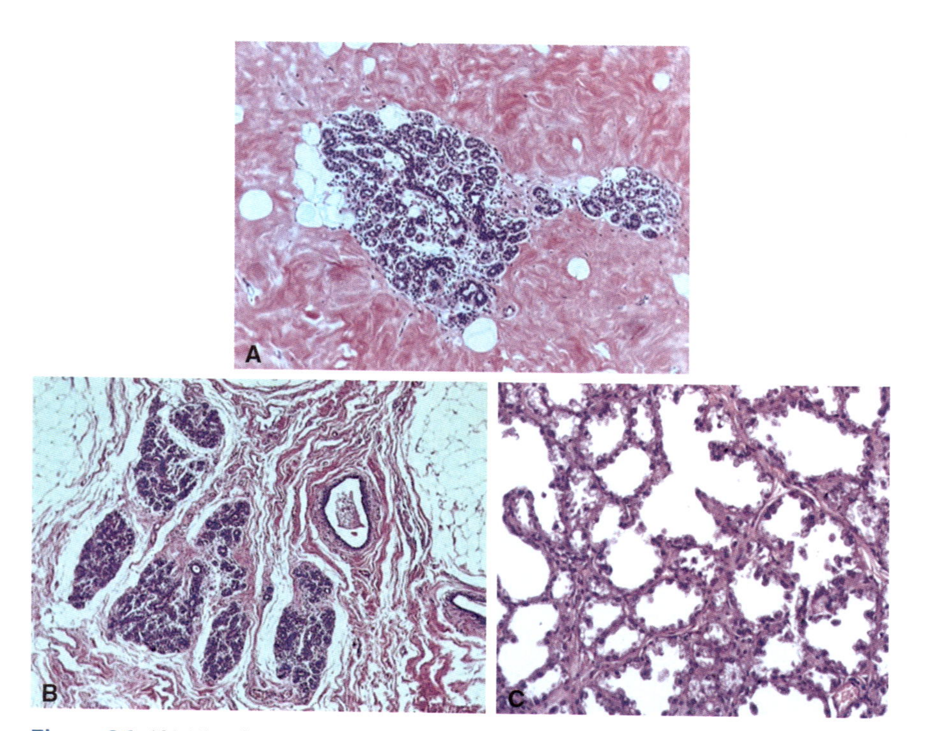

Figura 8.1. (**A**) Histologicamente, a mama da paciente jovem exibe número menor de ácinos dispostos em estroma fibroso denso (HE: 100×). (**B**) Mama da mulher adulta, completamente madura, exibindo maior número de ácinos dispostos em estroma fibroso mais frouxo e áreas de substituição adiposa (HE: 100×). Em **A** e **B**, as mamas exibem epitélio cuboidal em posição luminal, delimitado por células mioepiteliais e membrana basal. (**C**) Mama lactante exibindo ácinos revestidos por epitélio secretor colunar com secreção apical. As células mioepiteliais na base dos ácinos se contraem, levando a secreção para o lúmen (HE: 200×). Fonte: Cortesia da Dra. Cristiane C. Bandeira A. Nimir.

Está bem estabelecido que o desenvolvimento e a homeostase da glândula mamária são altamente dependentes das ações dos hormônios citados, que agem de maneira específica em cada fase, incluindo ações mediadas pelo sistema imune e pelas citocinas. Coletivamente, essas alterações podem proporcionar um ambiente imunotolerante ou imunoinflamatório em estágios específicos do desenvolvimento ou nas fases do ciclo menstrual.[3]

Outro fator fundamental para o desenvolvimento e a função da glândula mamária normal é a sinalização do fator de crescimento semelhante à insulina (IGF; do inglês, *insulin-like growth factor*). Um grande conjunto de evidências sugere que o *crosstalk* molecular entre esses eixos hormonais e moleculares é crucial para a função celular e tecidual adequada.[4] Os fatores de crescimento IGF-1 e IGF-2 estão entre os mitogênicos mais potentes para células epiteliais mamárias.

Há evidências acumuladas de que há interação desses fatores de crescimento com o eixo do estradiol para regular proliferação, apoptose, adesão, migração e diferenciação das células epiteliais mamárias, etapas essenciais para a manutenção e o desenvolvimento das neoplasias. Essas interações são bidirecionais e o estradiol parece ser o regulador da expressão e da atividade dos genes do eixo IGF, com o efeito geral de sensibilizar as células epiteliais mamárias para as ações de IGF e insulina.[4]

Involução mamária pós-parto

Depois do término da lactação, os lóbulos tipo 4 involuem para o tipo 3. Essa involução fisiológica é um processo inflamatório pró-oncogênico que oferece uma janela de risco para o câncer de mama com pior prognóstico.

Em roedores e mulheres adultas, a involução da glândula mamária pós-parto é relatada como o exemplo mais drástico de remodelação fisiológica do tecido que pode ocorrer no adulto, pois 80% a 90% do epitélio mamário alveolar é removido por morte celular programada.[5]

Diversas alterações são observadas nesse processo de involução mamária, como apoptose, substituição gordurosa e remodelação estromal. São ativadas e reguladas por fatores inflamatórios, com destaque para as citocinas, com aumento da infiltração de macrófagos, agindo sobre o fator transformador do crescimento (TGF) β-1 e β-3, aumento de metaloproteinases, e ativação de fibroblastos e colágeno, bem como de fragmentos proteolíticos (fibronectina e laminina), deixando o estroma mais permeável. Ocorre, ainda, estimulação de linfangiogênese e angiogênese, tornando o tecido um ambiente perfeito para o desenvolvimento tumoral e a metastatização, quando existe a neoplasia.[6,7]

A semaforina 7A (SEMA-7A) e a cicloxigenase 2 (COX-2) também são expressas na glândula mamária em involução e, juntas, estão relacionadas com a diminuição da sobrevivência livre de metástase no câncer de mama. Estudos que investigam o papel dessas proteínas têm sido importantes para entender o comportamento dos tumores no pós-parto,[8] já que funcionam como oncogenes, assim como a proteína plasmática associada à gravidez (PAPP-A).[7,9]

A PAPP-A é um marcador muito utilizado para prever risco de pré-eclâmpsia na obstetrícia e, mais recentemente, começou a ser explorada na oncologia,

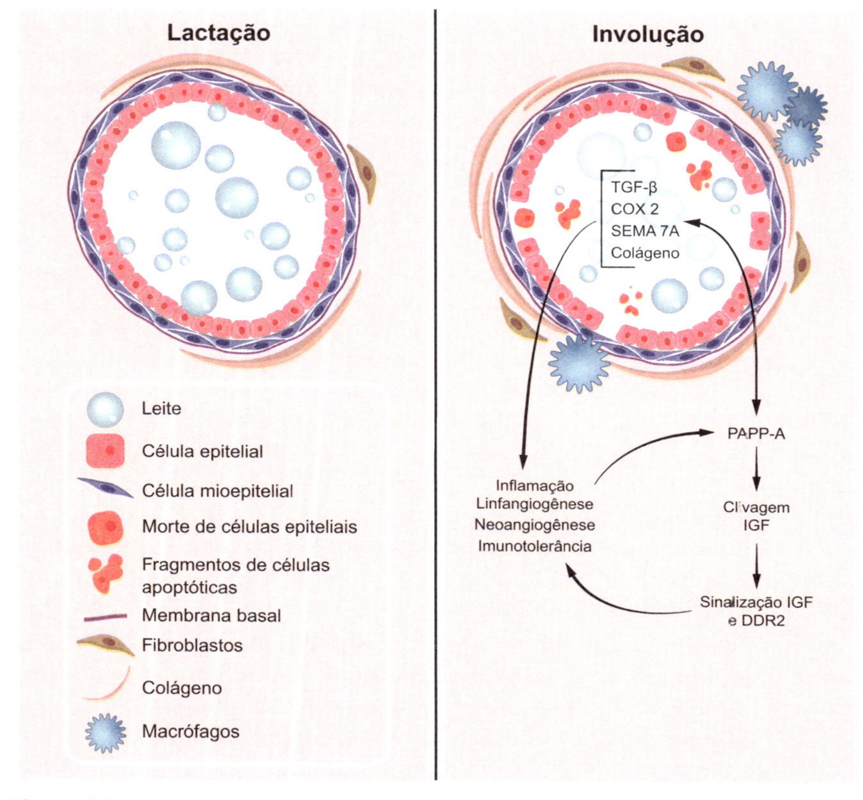

Figura 8.2. Involução mamária após aleitamento. Fonte: Desenvolvida pela autoria.

porque está presente na maioria dos cânceres de mama e também em outros tumores. Coletivamente, os estudos destacam o papel multifacetado da PAPP-A, que se estende muito além de seu efeito na sinalização de IGF,[6,10] mas seu papel imunossupressor no câncer de mama ainda precisa ser mais bem determinado. Sabe-se que essa proteína participa do processo de deposição de colágeno e ativação do receptor de colágeno discoidina 2 durante a involução mamária pós-parto, deixando o estroma mais frouxo e permitindo, assim, o movimento celular.[9]

Na Figura 8.2, é possível observar as modificações caracterizadas pela cascata inflamatória pró-oncogênica que ocorre após o término da lactação.

Arquitetura da mama adulta

A paridade e a idade materna influenciam a arquitetura das mamas, pois as células epiteliais no tecido mamário de uma mulher adulta são continuamente substituídas ao longo de sua vida reprodutiva. Essa extensa renovação de células epiteliais é governada pelas células-tronco mamárias primitivas, que se proliferam e se diferenciam em progenitores bipotenciais e restritos por linhagem que, em última análise, geram as células epiteliais mamárias maduras. As alterações na comunicação entre células-tronco mamárias primitivas, progenitores epiteliais e seu microambiente desempenham um papel importante na carcinogênese mamária.

As mamas de mulheres nulíparas contêm estruturas mais indiferenciadas, como ductos terminais e lóbulos tipo 1. Todas essas estruturas são encontradas em proporção quase constante ao longo da vida da mulher e não são influenciadas pela idade ou pelo estado da menopausa.[1]

Em contraste, a estrutura predominante na mama de mulheres que tiveram ciclo gravídico-puerperal completo é o lóbulo tipo 3 mais diferenciado. Nessas mulheres, a frequência de lóbulos tipo 3 atinge o pico durante os primeiros anos reprodutivos e começa a diminuir após os 30 anos, provavelmente em razão de sua involução para lóbulos predominantemente do tipo 1.[1]

Em mulheres que já tiveram filho(s), uma primeira gravidez a termo entre as idades de 14 e 20 anos se correlaciona com um aumento significativo no número de lóbulos tipo 3 que predominam por longo período, até os 40 anos. Esse fato pode fornecer alguma explicação sobre os efeitos protetores de uma primeira gravidez precoce sobre o risco de câncer de mama, como demonstrado na Figura 8.3.

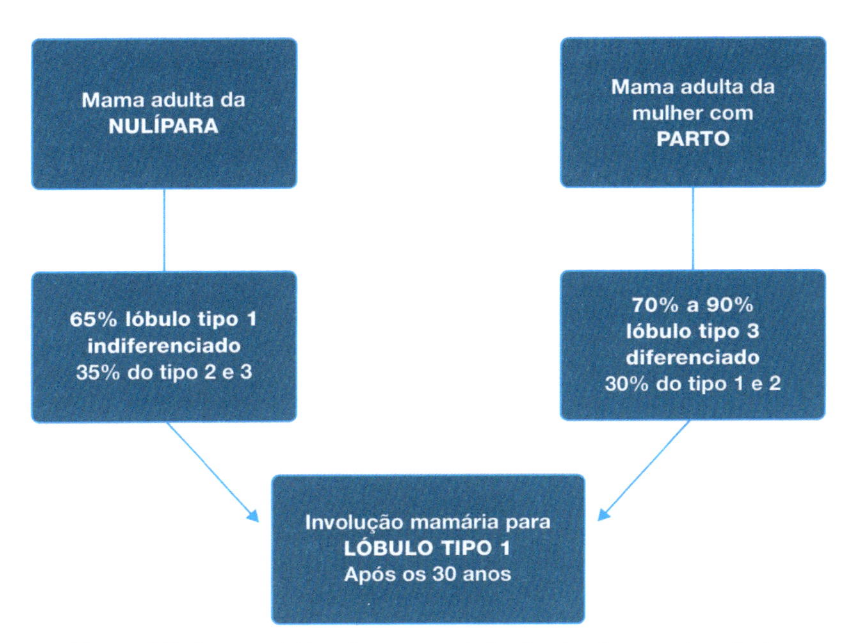

Figura 8.3. Característica da mama adulta. Fonte: Acervo da autoria.

Involução mamária após os 40 anos de idade

É fato que as alterações involutivas da mama são caracterizadas por um estado inflamatório e pró-oncogênico,[7] com inúmeras sinalizações moleculares interligadas, como já descrito anteriormente.

Após os 40 anos de idade, as mamas de mulheres nulíparas e parturientes são arquitetonicamente semelhantes, contendo predominantemente lóbulos tipo 1; no entanto, eles diferem marcadamente no que diz respeito à cinética celular.[1] Além disso, os lóbulos de parturientes são biologicamente diferentes por serem menos suscetíveis a carcinógenos quando comparados aos das glândulas de nulíparas.[11]

Para entender essa diferença, foi postulado que o lóbulo tipo 1 encontrado na mama de nulíparas apresenta uma alta concentração de células epiteliais que são alvos de carcinógenos e, portanto, suscetíveis a sofrer transformação neoplásica. Essas células epiteliais são chamadas de células-tronco 1, enquanto as estruturas lobulares do tipo 1 encontradas nas mamas de mulheres com parto em idade precoce são compostas por uma população de células epiteliais refratárias à transformação, denominadas células-tronco 2. Postulou-se também que o grau de diferenciação adquirido no início da gravidez mudou a "assinatura genômica" que diferencia o lóbulo tipo 1 das mulheres com paridade precoce daquele de mulheres nulíparas, deslocando as células-tronco 1 para células-tronco 2, que são refratárias à carcinogênese. Este seria o mecanismo de proteção conferido pela gravidez a termo precoce.[11,12]

A identificação dessa possível célula-tronco mamária (célula-tronco 1) teve, na última década, um impulso significativo, e vários marcadores também relatados para outros tecidos foram encontrados nas células epiteliais mamárias de roedores e seres humanos. Embora mais trabalhos devam ser realizados a fim de compreender melhor o papel das células-tronco 2 e sua interação com os genes que lhes conferem essa "assinatura" específica, os dados atualmente disponíveis fornecem evidências de que a gravidez, por meio do processo de diferenciação celular, muda as células-tronco 1 para células-tronco 2 que exibem uma "assinatura genômica" específica e poderiam ser responsáveis pela refratariedade da glândula mamária à carcinogênese.[11] É importante ressaltar, ainda, que os estudos atuais sugerem que as células-tronco do câncer de mama podem se originar das células-tronco mamárias após mutações específicas.

A propriedade que parece ter maior importância e utilidade nessas células-tronco é a de autorrenovação. Essa propriedade é encontrada entre as células-tronco e também nas células cancerosas, o que demonstra que há similaridade entre elas. É por conta disso que os tumores podem frequentemente se originar da transformação de células-tronco normais, vias de sinalização semelhantes podem regular a autorrenovação em células-tronco e as células cancerosas podem incluir células-tronco cancerosas,[13] que são subpopulações de células cancerígenas indiferenciadas dentro da massa tumoral responsáveis pela iniciação, recorrência e resistência terapêutica do tumor.

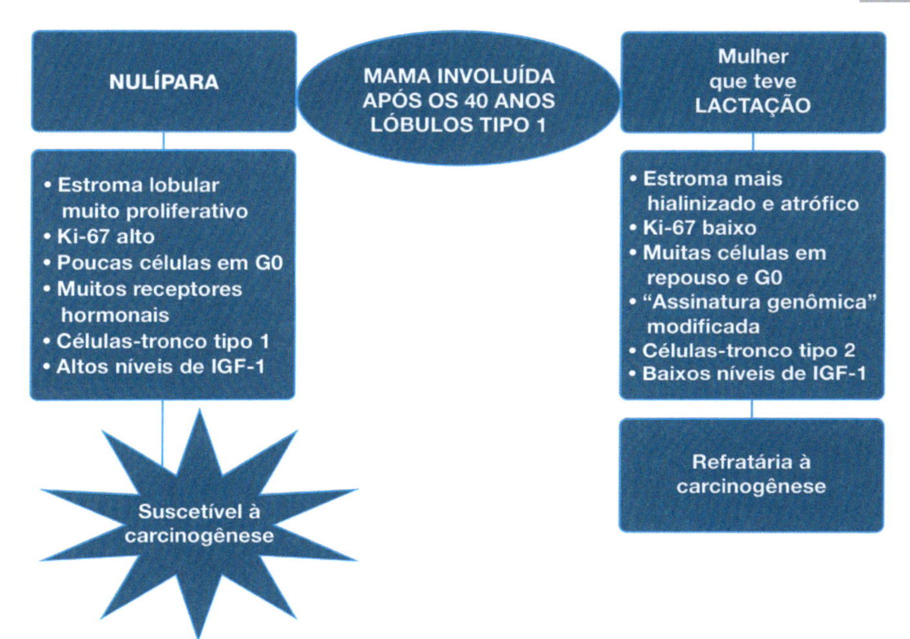

Figura 8.4. Mama involuída após os 40 anos. Fonte: Acervo da autoria.

A Figura 8.4 apresenta um esquema das diferenças entre as mamas involuídas que lactaram e não lactaram, destacando um caminho para se pensar sobre o impacto da involução na patogênese do câncer de mama.

Redução de risco em longo prazo

O primeiro parto em idade precoce é o fator modificável de prevenção do câncer de mama mais eficaz, com potencial de reduzir o risco de uma mulher ao longo da vida. A primeira observação documentada desse comportamento preventivo foi feita por Bernardino Ramazzini, ainda no século XVIII. Ele observou que tumores de mama eram encontrados com mais frequência em freiras do que em qualquer outra mulher e especulou que isso se devia a uma vida de celibato.[6]

Um estudo caso-controle marcante foi publicado pela Organização Mundial da Saúde (OMS) em 1970, revisitando esse fenômeno, e descobriu que, em comparação com mulheres nulíparas, as mulheres que tiveram seu primeiro parto antes dos 20 anos apresentaram uma redução de risco de 50% de ter câncer de mama em comparação com as que não tiveram. Esse estudo envolveu 17.022 mulheres (4.323 casos e 12.699 controles) em sete regiões ao redor do mundo, demonstrando uma forte relação linear positiva entre a idade precoce do primeiro parto e o risco de câncer de mama.[14]

Desde então, outros estudos reproduziram esses achados, mostrando que as mulheres que experimentam a gestação antes dos 20 ou 25 anos de idade reduzem o risco de câncer de mama ao longo da vida e que uma única gravidez precoce protege as mulheres por 30 a 40 anos. Essa proteção de longo prazo provavelmente é regulada pela reprogramação epigenética do sistema do IGF-1.[15]

O IGF é mitogênico e tem concentração mais baixa em mulheres que tiveram filhos em comparação com mulheres nulíparas. Um parto em uma idade precoce reduz mais ainda os níveis de IGF-1 quando comparado com seu valor aumentado nas mulheres que engravidam pela primeira vez mais tarde. Esse comportamento se assemelha aos dados sobre o risco de câncer de mama, pois mulheres que se submetem a um parto tardio exibem um risco aumentado de câncer de mama em comparação com aquelas que tiveram um parto em idade mais precoce.[16]

Na gravidez, ocorre imunossupressão celular e incremento da resposta inflamatória, além de certa tolerância à imunogenicidade tumoral. Em contraste, a imunização materna e a produção de imunoglobulina contra antígenos expressos em células trofoblásticas parecem prevenir o desenvolvimento de câncer de mama em anos posteriores. Estudos em animais e humanos indicam que as células T estão envolvidas nesses processos. Vários fatores derivados da placenta, em especial a kisspeptina, têm efeitos antitumorais diretos.[17]

Aumento do risco em curto prazo e gravidade do câncer de mama na gravidez

Em qualquer idade, o parto confere um risco transitório aumentado para o câncer de mama na primeira década subsequente.[6] Essa janela de efeito adverso se estende por mais de duas décadas em mulheres com primeiro parto tardio (após os 35 anos de idade).[18] Em mulheres com duas gestações, o efeito adverso no curto prazo é mascarado pela proteção de longo prazo transmitida pela primeira gravidez.[6]

Sabe-se, também, que o diagnóstico de câncer de mama em mulheres jovens associa-se fortemente a piores resultados, o que suporta o conceito de que uma biologia pró-metastática está presente na mama pós-parto.

Os mecanismos potenciais pelos quais o evento transitório da involução da glândula mamária normal impacta os desfechos de longo prazo em pacientes pós-parto provavelmente são multifatoriais. Modelos de roedores revelam que as células tumorais ocultas são "liberadas" no compartimento estromal mamário ativado durante o colapso alveolar induzido pelo desmame, onde acessam os vasos sanguíneos, disseminando-se e promovendo micrometástases em órgãos distantes. Além disso, a expansão dos vasos linfáticos que ocorre durante a involução permite o aumento do tráfico de células tumorais nos vasos linfáticos e linfonodos,[6] aumentando a incidência de metástases.[18,19]

Existem, ainda, vários mecanismos observados na glândula em involução que podem conduzir à metástase. A morte do epitélio mamário alveolar é coordenada por um processo de inflamação, linfangiogênese, ativação do fibroblasto, colágeno 1, fibronectina e deposição de matriz rica em tenascina-C, fatores que refletem a cicatrização de feridas e são causais nos desfechos do câncer.[6]

Como resultado, o pós-parto é reconhecido como um momento de maior risco para câncer de mama precoce.[20,21] Além disso, os cânceres diagnosticados nessa janela de risco aumentado também carregam pior prognóstico. As mulheres diagnosticadas e tratadas durante a gravidez têm prognóstico usual, baseado no estágio e na biologia do tumor, ao passo que as mulheres diagnosticadas no pós-parto têm um risco significativamente aumentado de recidiva metastática.[21] Esse risco é maior entre as mulheres diagnosticadas dentro de 5 anos do último parto e se estende para 10 anos de pós-parto. O risco de metástase nesse período é 3 a 5 vezes maior.[6]

Além da paridade, outros fatores influenciam a incidência de câncer de mama em mulheres no pós-parto. O aumento da densidade mamária identificado radiograficamente como tecido heterogeneamente denso ou extremamente denso nas mamografias, por exemplo, eleva o risco de câncer de mama em 4 vezes ou mais e afeta igualmente mulheres de todas as idades.[6]

Dados epidemiológicos e experimentais demonstram que abortamentos espontâneos ou induzidos não alteram significativamente o risco de câncer de mama.[22]

Fatores hormonais e do hospedeiro para carcinogênese

Há evidências substanciais de que o risco de câncer de mama está associado à exposição prolongada aos hormônios femininos. Além disso, a incidência e o tipo de tumores desencadeados são fortemente influenciados por vários fatores do hospedeiro, como sexo feminino, raça branca, idade avançada, sedentarismo, densidade mamária aumentada, histórico oncológico pessoal e familiar, mutações genéticas, uso de álcool e tabagismo e exposição à radiação ionizante. A obesidade também pode promover oncogênese, pois adipocina e leptina aumentadas (produzidas pelos adipócitos) associadas à hiperinsulinemia e a nível estrogênico/progestogênico elevado são angiogênicos e proliferativos.

Os achados em modelos animais experimentais indicam que a indução do câncer mamário por carcinógenos químicos tem sucesso quando o carcinógeno interage com um epitélio mamário indiferenciado. A suscetibilidade celular à transformação por estrogênios pode depender mais da taxa proliferativa e de predisposição genética do que da quantidade de receptor hormonal. A resposta oncogênica é máxima em mamas de animais jovens e ausente nos animais ooforectomizados ou hipofisectomizados. A comparação com roedoras grávidas fracassou por uma possível proteção do epitélio mamário maduro. Assim, a aparente carcinogenicidade do hormônio está associada ao estímulo que leva a uma proliferação desordenada do epitélio, aumentando a probabilidade de dano genômico estimulado por um *feedback* autócrino e parácrino.

Esses dados, em conjunto, sugerem que o risco de câncer de mama é reduzido nas mulheres que possuem uma involução mais completa das estruturas lobulares. Isso corrobora os achados relacionados com a paridade e diferenciação terminal dos lóbulos e ajuda a explicar por que a gravidez e a lactação parecem diminuir o risco de câncer de mama. Além disso, esses dados levantam preocupações de que a reativação de lóbulos tipo 1, como descrito em mulheres recebendo terapia hormonal na pós-menopausa que desenvolvem mamas densas, pode aumentar o risco de desenvolver câncer de mama.[23-25]

Amamentação e a proteção do câncer de mama

Notadamente, a lactação tem demonstrado um efeito protetor contra a incidência de câncer de mama em geral, com diferentes graus a depender de raça, multiparidade e duração vitalícia da lactação.

Sabe-se, ainda, que o aleitamento materno pode reduzir o risco de câncer de mama por meio de dois mecanismos principais: diferenciação do tecido mamário e redução do número de ciclos ovulatórios ao longo da vida.[26]

Uma metanálise envolvendo 50.302 mulheres de 47 estudos independentes revelou que a lactação prolongada é protetora contra o câncer de mama, sendo dependente da duração cumulativa ao longo da vida e independente da idade materna ou da multiparidade. Nesse trabalho, entre as mulheres com câncer de mama, o tempo médio de aleitamento materno foi menor (9,8 meses) quando comparado com mulheres sem câncer de mama (15,6 meses). Além disso, a partir desse estudo, os autores sugeriram que a extensão do aleitamento materno de 12 meses por criança pode reduzir o risco de câncer de mama em mais da metade, uma vez que relataram uma redução de casos de câncer de mama de 6,3:100 mulheres para 2,7:100 mulheres.[27]

Entender como a lactação previne o câncer de mama e contraria os efeitos adversos da involução é fundamental. O IGF-1 protege as células epiteliais mamárias da apoptose durante a lactação, além de ser protetor contra a carcinogênese mediada pela PAPP-A no aleitamento prolongado. Assim, quanto maior for o tempo de amamentação, maior será a redução de risco (atinge 2% de redução de risco a cada 5 meses de aleitamento).[28]

Com relação ao desmame gradual, observa-se que os lóbulos submetidos à apoptose e à inflamação tecidual ficam adjacentes a lóbulos lactíferos não inflamados, o que sugere que um processo involutivo não tão abrupto e com menor estímulo aos processos inflamatórios. Estudos adicionais são necessários para determinar como a cessação gradual e abrupta do desmame interagem com a involução e impactam o microambiente do tecido mamário, bem como avaliar o risco subsequente de câncer de mama.

Fatores reprodutivos e amamentação com relação aos subtipos moleculares do câncer de mama

A amamentação está inversamente associada ao risco geral de câncer de mama. Essa associação pode variar nos diferentes subtipos de câncer de mama definidos pelo *status* do receptor, pois podem refletir diferentes mecanismos de carcinogênese.

Apesar da vasta quantidade de dados publicados em estudos observacionais sobre associações de fatores reprodutivos e risco de câncer de mama, há relativamente poucos estudos publicados sobre associações específicas para subtipos de câncer de mama.

Nesse sentido, foi realizada uma revisão da literatura sobre associações entre fatores reprodutivos e risco ou probabilidade de três subtipos de tumores distintos: receptor hormonal positivo (RH+), Her2 positivo (Her2+) e triplo-negativo (TN). Esta metanálise avaliou 15 estudos, incluindo 21.941 pacientes com câncer de mama. A paridade foi associada a uma redução de 25% no risco de desenvolver o subtipo luminal, porém a idade avançada no primeiro nascimento foi associada a um risco aumentado.[29] Estudos recentes sugerem, ainda, um efeito protetor da maior paridade no desenvolvimento de tumores RH+ à custa de uma proporção relativamente maior de pacientes com diagnóstico de doença TN, em particular na ausência de amamentação.

Por outro lado, a amamentação parece proteger contra o câncer de mama TN, mas não contra os tumores Her2+. Isso também é verdadeiro para portadores de mutações em *BRCA-1*, nos quais a amamentação por 1 ou 2 anos mostrou estar associada à redução de 32% e 49% no risco de câncer de mama, respectivamente. A amamentação foi protetora para câncer de início precoce e tardio nessa população de alto risco. A falta de associação para portadores da mutação *BRCA-2* sugere que a via biológica para a carcinogênese é diferente para os dois genes. Mulheres com mutação *BRCA* devem ser informadas sobre o benefício da amamentação em termos de redução do risco de câncer de mama.[30]

Com relação à amamentação e risco de câncer de mama pelo *status* do receptor de estrogênio, uma revisão sistemática e metanálise contemplou 27 estudos distintos (8 coortes e 19 caso-controle), com um total de 36.881 casos de câncer de mama. No geral, os estudos de coorte não evidenciaram associação significativa entre amamentação e câncer de mama com receptores positivos de estrogênio (RE+) e/ou progesterona (RP+), embora um e dois estudos (de totais de quatro e sete estudos, respectivamente) tenham mostrado uma associação inversa, ou seja, um efeito protetor da amamentação contra o câncer de mama TN, que é mais comum em mulheres mais jovens e, geralmente, tem um prognóstico pior quando comparado aos outros subtipos de câncer de mama.[26]

Os efeitos protetores da amamentação nos tumores negativos para receptores hormonais não estão bem esclarecidos. Uma possível explicação está na alteração dos níveis de outros hormônios, como o androgênio, que pode suprimir os efeitos promotores da proliferação celular estimulada pelo estrogênio, além de mudanças na resposta imune, nas proteínas de adesão celular e na apoptose. Por outro lado, alguns estudos demonstram que a amamentação pode reduzir o risco de câncer de mama em ambos os subtipos, luminal e TN. A maior parte desses estudos, no entanto, é de caso-controle, o que dificulta a conclusão sobre o real benefício da amamentação nos subtipos luminais.[29,31]

Prevenção do câncer de ovário e endométrio

A saúde da mulher que amamenta pode ser beneficiada em outros aspectos.

Em 2015, uma revisão sistemática e metanálise mostrou que a amamentação por tempo prolongado superior a 12 meses foi associada à redução do risco de carcinoma de mama e de ovário em 26% e 37%, respectivamente. Nenhuma evidência conclusiva de associação entre amamentação e densidade mineral óssea foi encontrada. A amamentação foi associada, ainda, a um risco 32% menor de diabetes tipo 2. A amamentação exclusiva e a amamentação predominante foram associadas a uma duração mais longa da amenorreia. A duração mais curta da amamentação foi associada a um maior risco de depressão pós-parto. Faltavam evidências que sugerissem uma associação da amamentação com a mudança de peso pós-parto.[32]

Em 2017, em uma metanálise de 17 estudos incluindo quase 9 mil pacientes de vários países, a amamentação foi associada a uma redução de 11% no risco de câncer endometrial e a duração média mais longa da amamentação por criança foi associada a um risco menor de câncer de endométrio, embora pareça haver algum nivelamento desse efeito além de 6 a 9 meses.[33]

Considerações finais

Há inúmeros benefícios conhecidos do aleitamento na saúde da mãe e do bebê, mas para entender todos os processos de proteção que a amamentação oferece contra o risco de câncer de mama, em especial durante a involução mamária, ainda são necessários muitos esclarecimentos.

Em modelos pré-clínicos de câncer de mama no pós-parto, os anti-inflamatórios não esteroides (AINE) limitados em duração à janela de involução da glândula mamária no pós-parto reduzem o crescimento tumoral e a metástase associada à janela de involução. Esses estudos sugerem que uma intervenção baseada nesses medicamentos e direcionada à janela fisiológica de involução pós-parto pode ser útil no tratamento ou na prevenção do câncer de mama neste período. Apesar disso, uma lacuna crítica no conhecimento necessário para o desenho racional e seguro de tais tratamentos para as mulheres é a falta de uma compreensão completa da involução mamária humana no pós-parto.[9] Compreender como as vias de sinalização hormonal atuam no sistema imune, favorecendo os processos proliferativos e a remodelação estromal, pode ser um caminho.

Referências bibliográficas

1. Russo J, Chagpar AB, Pories SE (eds.). Breast development and morphology. UpToDate; 2021. Disponível na Internet: https://somepomed.org/articulos/contents/mobipreview.htm?1/35/1585?source=see_link (7 mar. 2022).
2. Russo J, Russo IH. Development of the human breast. Maturitas. 2004;49(1):2-15.
3. Need EF, Atashgaran V, Ingman WV, Dasari P. Hormonal regulation of the immune microenvironment in the mammary gland. J Mammary Gland Biol Neoplasia. 2014;19(2):229-39.

4. Hawsawi Y, El-Gendy R, Twelves C, Speirs V, Beattie J. Insulin-like growth factor: Oestradiol crosstalk and mammary gland tumourigenesis. Biochim Biophys Acta. 2013;1836(2):345-53.
5. Jindal S, Gao D, Bell P, Albrektsen G, Edgerton SM, Ambrosone CB et al. Postpartum breast involution reveals regression of secretory lobules mediated by tissue-remodeling. Breast Cancer Res. 2014;16(2):R31.
6. Zucchetti BM, Peccatori FA, Codacci-Pisanelli G. Pregnancy and lactation: Risk or protective factors for breast cancer? Adv Exp Med Biol. 2020;1252:195-97.
7. O'Brien J, Lyons T, Monks J, Lucia MS, Wilson RS, Hines L et al. Alternatively activated macrophages and collagen remodeling characterize the postpartum involuting mammary gland across species. Am J Pathol. 2010;176(3):1241-55.
8. Peccatori FA, Zucchetti BM, Buonomo B, Bellettini G, Codacci-Pisanelli G, Notarangelo M. Lactation during and after breast cancer. Adv Exp Med Biol. 2020;1252:159-63.
9. Wallace TR, Tarullo SE, Crump LS, Lyons TR. Studies of postpartum mammary gland involution reveal novel pro-metastatic mechanisms. J Cancer Metastasis Treat. 2019;5:9.
10. Jenkins EC, Brown SO, Germain D. The multi-faced role of PAPP-A in post-partum breast cancer: IGF-signaling is only the beginning. J Mammary Gland Biol Neoplasia. 2020;25(3):181-9.
11. Russo J, Moral R, Balogh GA, Mailo D, Russo IH. The protective role of pregnancy in breast cancer. Breast Cancer Res. 2005;7(3):131-42.
12. Russo J, Balogh GA, Chen J, Fernandez SV, Fernbauhg R, Heulings R et al. The concept of stem cell in the mammary gland and its implication in morphogenesis, cancer and prevention. Front Biosci. 2006;11:151-72.
13. Reya T, Morrison SJ, Clarke MF, Weissman IL. Stem cells, cancer, and cancer stem cells. Nature. 2001;414(6859):105-11.
14. MacMahon B, Cole P, Lin TM, Lowe CR, Mirra AP, Ravnihar B, et al. Age at first birth and breast cancer risk. Bull World Health Organ. 1970;43(2):209-21.
15. Katz TA. Potential mechanisms underlying the protective effect of pregnancy against breast cancer: A focus on the IGF pathway. Front Oncol. 2016;6:228.
16. Hankinson SE, Willett WC, Colditz GA, Hunter DJ, Michaud DS, Deroo B et al. Circulating concentrations of insulin-like growth factor-I and risk of breast cancer. Lancet. 1998;351(9113):1393-6.
17. Froehlich K, Schmidt A, Heger JI, Al-Kawlani B, Aberl CA, Jeschke U et al. Breast cancer, placenta and pregnancy. Eur J Cancer. 2019;115:68-78.
18. Borges VF, Lyons TR, Germain D, Schedin P. Postpartum involution and cancer: An opportunity for targeted breast cancer prevention and treatments? Cancer Res. 2020;80(9):1790-8.
19. Borges VF, Elder AM, Lyons TR. Deciphering pro-lymphangiogenic programs during mammary involution and postpartum breast cancer. Front Oncol. 2016;6:227.
20. Nichols HB, Schoemaker MJ, Cai J, Xu J, Wright LB, Brook MN et al. Breast cancer risk after recent childbirth: A pooled analysis of 15 prospective studies. Ann Intern Med. 2019;170(1):22-30.
21. Lefrère H, Lenaerts L, Borges VF, Schedin P, Neven P, Amant F. Postpartum breast cancer: Mechanisms underlying its worse prognosis, treatment implications, and fertility preservation. Int J Gynecol Cancer. 2021;31(3):412-22.
22. Subramani R, Lakshmanaswamy R. Pregnancy and breast cancer. Prog Mol Biol Transl Sci. 2017;151:81-111.
23. Harvey JA, Santen RJ, Petroni GR, Bovbjerg VE, Smolkin ME, Sheriff FS et al. Histologic changes in the breast with menopausal hormone therapy use: correlation with breast density, estrogen receptor, progesterone receptor, and proliferation indices. Menopause. 2008;15(1):67-73.
24. McTiernan A, Martin CF, Peck JD, Aragaki AK, Chlebowski RT, Pisano ED, et al. Estrogen-plus-progestin use and mammographic density in postmenopausal women: Women's Health Initiative randomized trial. J Natl Cancer Inst. 2005;97(18):1366-76.

25. Russo IH, Russo J. Role of hormones in mammary cancer initiation and progression. J Mammary Gland Biol Neoplasia. 1998;3(1):49-61.
26. Yang L, Jacobsen KH. A systematic review of the association between breastfeeding and breast cancer. J Womens Health (Larchmt). 2008;17(10):1635-45.
27. Collaborative Group on Hormonal Factors in Breast Cancer. Breast cancer and breastfeeding: Collaborative reanalysis of individual data from 47 epidemiological studies in 30 countries, including 50302 women with breast cancer and 96973 women without the disease. Lancet. 2002;360(9328):187-95.
28. Scoccianti C, Key TJ, Anderson AS, Armaroli P, Berrino F, Cecchini M, et al. European code against cancer 4th edition: Breastfeeding and cancer. Cancer Epidemiol. 2015;39(Suppl 1):.
29. Lambertini M, Santoro L, Del Mastro L, Nguyen B, Livraghi L, Ugolini D et al. Reproductive behaviors and risk of developing breast cancer according to tumor subtype: A systematic review and meta-analysis of epidemiological studies. Cancer Treat Rev. 2016;49:65-76.
30. Kotsopoulos J, Lubinski J, Salmena L, Lynch HT, Kim-Sing C, Foulkes WD et al. Breastfeeding and the risk of breast cancer in BRCA1 and BRCA2 mutation carriers. Breast Cancer Res. 2012;14(2):R42.
31. Islami F, Liu Y, Jemal A, Zhou J, Weiderpass E, Colditz G et al. Breastfeeding and breast cancer risk by receptor status: A systematic review and meta-analysis. Ann Oncol. 2015;26(12):2398-407.
32. Chowdhury R, Sinha B, Sankar MJ, Taneja S, Bhandari N, Rollins N et al. Breastfeeding and maternal health outcomes: A systematic review and meta-analysis. Acta Paediatr. 2015;104(467):96-113.
33. Jordan SJ, Na R, Johnatty SE, Wise LA, Adami HO, Brinton LA et al. Breastfeeding and endometrial cancer risk: An analysis from the epidemiology of endometrial cancer consortium. Obstet Gynecol. 2017;129(6):1059-67.

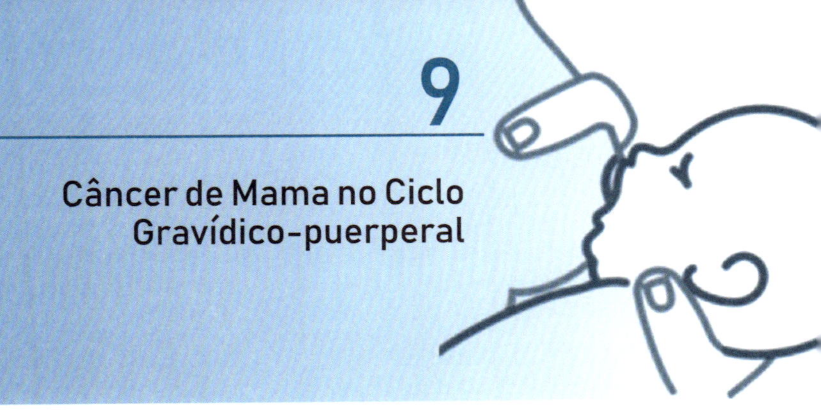

9

Câncer de Mama no Ciclo Gravídico-puerperal

Alfredo Carlos S. D. Barros
Beatriz Baaklini Geronymo

Introdução

O câncer de mama (CM) está ficando progressivamente mais frequente no sexo feminino na faixa etária reprodutiva e as mulheres, por outro lado, passaram a engravidar mais tarde.[1,2] Esses fatos tornam o problema do CM na gestação um dilema clínico cada vez mais comum, com estimativas de casos de 1:3.000 gestações.[3]

Nesse contexto, um conceito teórico que merece ser mencionado, por ser empregado na maioria dos estudos, é o de CM associado à gravidez, definido como a neoplasia descoberta durante a gestação ou até 1 ano após o parto.

Diagnóstico e estadiamento

A maioria dos casos de CM é diagnosticada a partir de uma massa indolor percebida pela própria mulher. Infelizmente, o diagnóstico na gestação é geralmente mais tardio (2 a 6 meses) do que na população geral.[4-6] Isso parece decorrer, principalmente, da despreocupação com a saúde mamária nessa fase da vida, em que o foco é outro. Além disso, o aumento de densidade glandular característico do ciclo gravídico-puerperal dificulta o exame físico, promovendo uma tendência a se acreditar que toda nodularidade mamária na gestação é funcional e não se pode realizar o rastreamento mamográfico irradiante durante a gestação.

Algumas providências são importantes para reverter esse quadro. Uma primeira medida visa direcionar a atenção dos pré-natalistas para as mamas, conscientizando sobre a necessidade de solicitação de pelo menos uma ultrassonografia mamária em grávidas com idade superior a 30 anos, palpação cuidadosa mensal das mamas e axilas, indicação precoce de *core biopsy* diante de achado suspeito pela palpação e valorização da queixa de fluxo papilar espontâneo unilateral. As massas palpáveis não são sempre apenas fisiológicas, pois podem decorrer de adenoma lactante, cisto de retenção láctea, alteração fibrocística, abscesso, tumores benignos ou câncer.[7]

A ultrassonografia diferencia massas císticas de sólidas e caracteriza contorno, forma, padrão de ecogenicidade e reforço acústico. A análise conjunta desses sinais pode indicar a necessidade de uma biópsia (Figura 9.1).[8]

A punção aspirativa por agulha fina (PAAF) das nodulações na gravidez não é indicada, pois está relacionada com elevada taxa de resultados falso-positivos e falso-negativos. O estado hiperproliferativo tecidual dificulta e falseia o exame citológico.

Por sua vez, o gadolínio, que é o contraste utilizado na ressonância magnética, atravessa a placenta, com possíveis efeitos adversos sobre o feto. Esses efeitos ainda não foram bem avaliados, portanto é mais prudente evitar esse método de imagem antes do parto. Além disso, nesse período é difícil distinguir hipervascularização e hipermetabolismo decorrentes da gravidez daqueles induzidos por neoplasias. Durante a lactação, por outro lado, a ressonância pode ser feita, mesmo com gadolínio, desde que se suspenda a amamentação por 12 a 24 horas depois da administração do contraste.

A mamografia não é recomendada para rastreamento do CM na gravidez; entretanto, pode ser realizada em casos de nódulos suspeitos ou comprovadamente malignos, para avaliação pré-operatória. Mediante adequada proteção abdominal, a exposição do feto à radiação é da ordem de 0,004 Gy (0,4 mrad), muito menor do que a dose de 50 mGy (5 rad) considerada como nível de corte para malformações.[4] O algoritmo para conduta propedêutica em casos de massa mamária palpável na gravidez é apresentado na Figura 9.2.

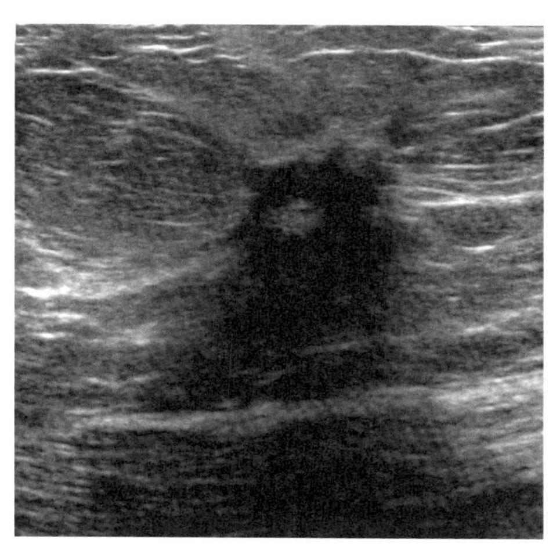

Figura 9.1. Ultrassonografia mamária revelando nódulo suspeito em gestante. Fonte: Arquivo pessoal.

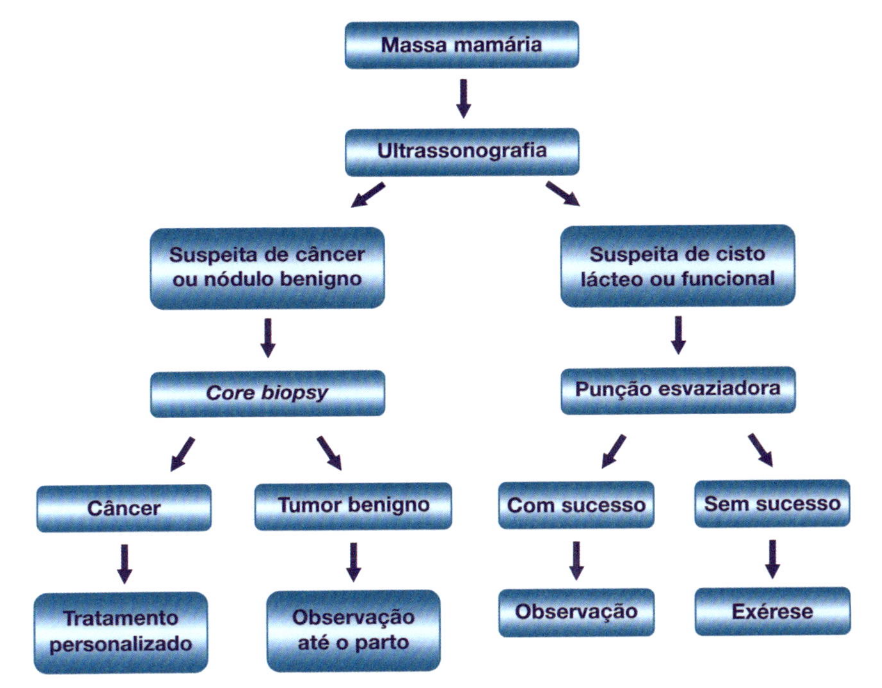

Figura 9.2. Algoritmo para diagnóstico e conduta em casos de massa mamária palpável na gestação. Fonte: Desenvolvido pelos autores.

A histopatologia do CM na gestação não difere da habitual, com predomínio dos carcinomas invasivos (SOE , sem outra especificação), apresentando apenas tamanho tumoral maior e maior probabilidade de invasão linfovascular.

O estadiamento começa com minucioso exame físico das mamas e de suas vias de drenagem linfática. A propedêutica para estadiamento com foco em eventuais metástases sistêmicas precisa ser adaptada de modo a minimizar a irradiação fetal. Preconiza-se a realização de radiografia de tórax com proteção abdominal, ultrassonografia de fígado e ressonância magnética de todo o esqueleto sem contraste. Contraindicam-se tomografia, PET-CT e cintilografia óssea, em virtude da irradiação.

Destaca-se, ainda, que o marcador tumoral CA 15.3 tem suas dosagens alteradas na gravidez, e não deve ser solicitado.

Aspectos biológicos

Sabe-se que ocorrem acentuadas modificações gravídicas nas mamas e remodelação da arquitetura glandular durante o ciclo gravídico-puerperal. A ativação de certos genes promove diferenciação celular, adesão das células epiteliais à membrana basal e adesão intercelular; a regulação negativa de outros genes promove proliferação celular, sinalização da via do fator de crescimento semelhante à insulina (IGF; do inglês, *insulin-like growth factor*), manutenção de células-tronco indiferenciadas no tecido mamário e aberrante expressão de oncogenes (*MYC*, *FOS*), de genes supressores e de reparo de DNA (*PTEN*, *TP53*, *BRCA1-2*, *SP110*) e de resposta imune (PD-1, PDL-1).[9]

Há três influências biológicas mais importantes no CM associado à gestação:

- Influências hormonais: níveis circulantes elevados de estrogênio, progesterona, IGF-1 e fatores de crescimento são constatados. Isso estimula a progressão de lesões precursoras até o carcinoma invasivo (carcinogênese) e o crescimento neoplásico, atuando nos tecidos glandular e estromal.[10]
- Modificações imunológicas: na gravidez, ocorrem imunossupressão celular e incremento da resposta inflamatória. Sobrevém, então, certa tolerância à imunogenicidade tumoral.[11]
- Involução pós-parto: ao final da gestação e do aleitamento, ocorrem alterações involutivas com apoptose, substituição gordurosa, infiltração de macrófagos e remodelação estromal. Esse estado semelhante a um processo cicatricial e com microambiente inflamatório é considerado pró-oncogênico.[12]

Pesquisa de Johansson *et al.* comprovou que na gravidez o CM apresenta menor proporção de tumores hormônio-dependentes e, ao contrário, mais triplo-negativos (TN) e mais Her2 positivos (Her2+).[13] Foram comparados 97 casos na gestação com 1.661 tumores em nulíparas (Tabela 9.1). Para Genin *et al.*, as mulheres com CM na gestação têm 2 vezes mais tumores RE negativos (RE–) e Her2+ do que as não grávidas na mesma faixa etária, ou seja, a biologia tumoral reflete parâmetros de maior agressividade.[14]

Estudo de perfilamento genômico não observou diferenças nas mutações somáticas pesquisadas nos principais genes associados ao CM (tipo *Wnt/β-catenina*, *PTEN*, *STAT1*, *MAPK* e *PIK3CA*). Constataram-se, porém, alterações no microambiente tumoral, com provável influência no fenótipo neoplásico, como elevada expressão de PD-1, PDL-1, SRC e IGF-1.[15] Valendo-se da "assinatura genética" *PAM-50*, no mesmo artigo os autores perceberam maior frequência dos subtipos mais agressivos.

Tabela 9.1. Frequência de subtipos moleculares imuno-histoquímicos no câncer de mama diagnosticado durante a gestação ou em nulíparas

	RE+ Her2– (%)	RE+ Her2+ (%)	RE– Her2+ (%)	RE– Her2– (%)
Casos na gestação	34	21	14	31
Nulíparas sem gestação	52	18	6	23

No grupo de nulíparas, houve 1% de casos rotulados à parte: RE–, RP+.
Fonte: Johansson et al.[13]

Admite-se, assim, que o processo de imunoedição tumoral esteja prejudicado na gestação, favorecendo a multiplicação neoplásica. Um dos mecanismos que explicam a tolerância imunológica feto-materna (ou supressão alogênica) é a maior expressão de PDL-1 na placenta, mais especificamente no sinciciotrofoblasto do tecido interviloso, em contato íntimo com o sangue materno. Ao unir-se ao PD-1 das células T, ocorre supressão da atividade funcional dessas células, inclusive das suas propriedades antitumorais, com diminuição de sua sobrevida, taxa de proliferação e produção de IFN-γ e IL-2.[16] Para Azim *et al.*,[15] que verificaram aumento de expressão de PD-1 e PDL-1 no CM na gravidez, é plausível supor que essa alteração no microambiente tumoral esteja relacionada com um maior potencial ofensivo.

A presença de *tumor infiltrating lymphocites* (TIL) no tumor, em análise microscópica, tem se revelado parâmetro confiável de atividade antitumoral e de prognóstico nos carcinomas TN ou Her2+. Apenas 2% dos carcinomas na gravidez têm alta presença de TIL (superior ou igual a 50%), ao passo que, em não grávidas, a cifra é 4 a 5 vezes maior.[17]

O possível favorecimento do CM na gestação por uma eventual alteração genética hereditária também deve ser sempre levado em conta. Em toda mulher com CM na gravidez, está indicada a testagem de painel hereditário em conformidade com sua idade. Acrescenta-se, ainda, que pelo menos 30% dos casos são TN, situação em que a suspeita de mutação germinativa em *BRCA-1* é maior.

Prognóstico

A maioria dos autores acredita que o prognóstico da neoplasia mamária associada à gestação seja inferior ao padrão. Explicações para esse fato incluem diagnóstico tardio, maior comprometimento linfonodal, biologia tumoral mais agressiva, modificações gravídicas prejudiciais (p. ex., hipervascularização mamária, circulação sistêmica hiperdinâmica e estado imunossupressor) e limitações terapêuticas impostas pelo interesse fetal.

Depois de acompanhamento com duração média de 65 meses, Azim *et al.* perceberam pior sobrevida livre de doença em comparação com não grávidas (HR: 2,5; IC: 95%, 1,3-4,8).[15] Rodriguez *et al.* publicaram casuística extensa do California Cancer Registry com 797 casos de CM associados à gravidez e 4.177 controles.[18] A mortalidade para neoplasia na gravidez foi de 39,2% contra 33,4% ($p = 0{,}02$). Na Suécia, as taxas foram de 46% contra 34%, sendo a mortalidade mais elevada quando o câncer foi diagnosticado 4 a 6 meses após o parto.[13]

Em contraste, dados do Memorial Sloan-Kettering Cancer Center, com 99 pacientes com CM associado à gestação, pareadas (2:1) com mulheres não grávidas, com acompanhamento médio de 6,3 anos, não sinalizaram piora do prognóstico. Apesar de mais casos com perfil TN (59% contra 31%) e de se apresentarem localmente mais avançados, não houve diferença nas curvas de sobrevida ($p = 0{,}78$).[19] Dados equivalentes vieram de Beadle *et al.*, para os quais o CM na gravidez não tem pior prognóstico, mesmo após avaliação tardia com 10 anos de acompanhamento.[20]

Uma metanálise com 30 estudos retrospectivos caso-controle, valendo-se de 3.628 CM associados à gravidez e 37.100 controles, evidenciou maior risco de recidivas (HR: 1,60; IC: 95%, 1,19-2,16) e maior taxa de óbitos (HR: 1,44; IC: 95%, 1,27-1,63).[21] Os autores constataram, ainda, pior evolução quando o CM foi descoberto dentro de 12 meses depois do parto em comparação com a identificação durante a gravidez. Pode-se especular, portanto, que quando o tumor é diagnosticado após o parto, o quadro permaneceu sem tratamento durante todo o período gestacional, sofrendo por mais tempo suas influências negativas.

Tratamento

O tratamento do CM envolve a aplicação de múltiplas modalidades terapêuticas, permitidas ou não conforme as etapas do ciclo gravídico-puerperal, sendo a cirurgia a única que pode ser empregada em qualquer trimestre (Quadro 9.1). A incorporação racional e sequencial dos recursos terapêuticos tem adesão dificultada a rígidos protocolos de conduta, porque as *nuances* de variação para cada caso são inúmeras e a vontade da mãe, devidamente esclarecida, sempre deve ser respeitada.

Como primeiro passo, é necessário discutir a delicada questão da interrupção da gestação no primeiro trimestre, processo que implica individualização em consonância com o pensar filosófico e a religiosidade de cada casal, além da questão social da criação posterior do neonato. Tradicionalmente, no entanto, afirma-se que interromper a gravidez não melhora o prognóstico oncológico materno. Com efeito, Cadornick *et al*. compararam 100 gestantes com CM das quais 95 prosseguiram com a gravidez e 5 optaram pela interrupção. A sobrevida das mães foi de 85% contra 83%.[10]

Esse fato torna o tema, portanto, mais controverso, porque não se pode postular com certeza que o início oportuno de uma terapia anti-Her2 não venha a modificar o desfecho materno. Ainda assim, independentemente da posição pessoal e religiosa dos profissionais envolvidos, é importante oferecer aos pais os conhecimentos disponíveis e instruí-los para tomar sua decisão.

Quadro 9.1. Possibilidades das modalidades terapêuticas nas diferentes etapas do ciclo gestacional

	Primeiro trimestre	Segundo trimestre	Terceiro trimestre	Puerpério
Cirurgia	Sim	Sim	Sim	Sim
Radioterapia	Não	Não	Não	Sim
Quimioterapia	Não	Sim	Sim*	Sim
Hormonoterapia	Não	Não	Não	Sim
Terapia biológica	Não	Não	Não	Sim

*Até 3-4 semanas antes do parto.

Fonte: Lambertini et al.[47]

Tendo em vista que o CM associado à gravidez tem maior potencial de agressividade, ocorre em jovens e costumam ser tardiamente diagnosticados, a quimioterapia é justificada na grande maioria das vezes, seja na forma adjuvante ou neoadjuvante. Nesse cenário, existem esquemas eficientes e que asseguram o bem-estar fetal.

A preocupação com o momento de aplicação da radioterapia, eventualmente recomendada, não deve ser importante, já que esta pode ser efetuada depois do parto, após os outros tratamentos (p. ex., cirurgia e quimioterapia). Foi observado por Hershman *et al.*,[22] em estudo envolvendo 568 pacientes T1-2 N0 fora da gestação, tratadas por ressecção segmentar, sem terapia sistêmica, que não aconteceram mais recorrências (acompanhamento médio de 11,2 anos) quando a radioterapia começou até 16 semanas depois da cirurgia. Assim, o impacto de não se oferecer radioterapia por curto período até o fim da gravidez parece ser pequeno.[23,24]

Considerando-se todos esses aspectos, é muito difícil a definição de algoritmos de conduta, como apresentados nas Figuras 9.3 a 9.5. As condutas foram divididas conforme as idades gestacionais por ocasião do diagnóstico da neoplasia, em formas não metastáticas da doença. Esses algoritmos devem servir somente para balizar o pensamento dos profissionais.

Cirurgia

A mastectomia sempre foi o tratamento mais usado para o CM na gestação, em especial porque os tumores costumam ser diagnosticados já localmente extensos. Apesar disso, a indicação da cirurgia pode seguir os mesmos critérios adotados fora da gravidez. Isso significa que a mastectomia não é obrigatória, mesmo no primeiro trimestre, apenas porque a radioterapia sofrerá retardo para ser iniciada nos casos de uma eventual cirurgia conservadora (neste tempo, emprega-se a quimioterapia). Se a quimioterapia não for recomendada, só então é preferível mastectomia.[10,24-26] Por sua vez, a adenectomia mamária, um emergente procedimento com preservação de aréola e papila, não tem sido preconizada durante a gestação por falta de pesquisas que validem sua segurança nessa fase e a despeito da alta porcentagem de envolvimento axilar.

No que concerne à dissecção linfonodal axilar, não comentada nos algoritmos das Figuras 9.3 a 9.5, é possível indicá-la em casos individualizados. A biópsia de linfonodo-sentinela é factível e confiável na gravidez.[10,26] O método radioguiado não traz riscos fetais, ao passo que os corantes vitais precisam ser evitados em função dos riscos de sofrimento fetal e de reação anafilática materna, além de apresentar potencial efeito teratogênico no primeiro trimestre.[10,27,28]

O ato cirúrgico é considerado seguro para o concepto em qualquer etapa do ciclo gravídico-puerperal, não se temendo dano em procedimentos de anestesia geral adequadamente conduzidos.[10] É importante destacar, no entanto, uma particularidade das cirurgias em gestantes com altura uterina elevada (a partir de 20 semanas): recomenda-se que a paciente seja posicionada com inclinação lateral ou que um auxiliar dedicado desvie o útero de cima da veia cava inferior, evitando-se, assim, sofrimento fetal decorrente da síndrome de compressão supina desta veia.

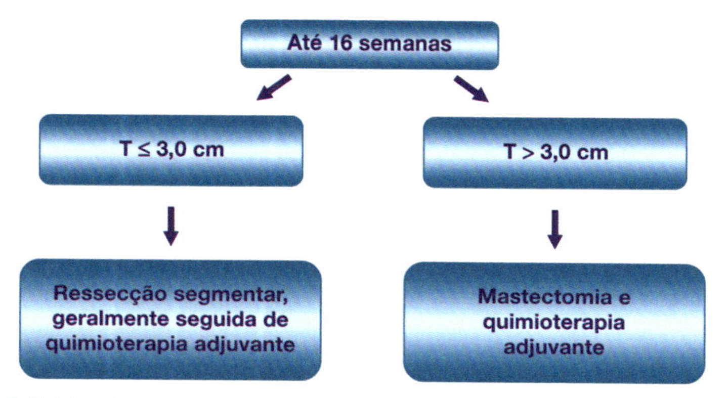

Figura 9.3. Algoritmo de conduta para casos de CM com diagnóstico até 16 semanas de gestação. Fonte: Desenvolvido pelos autores.

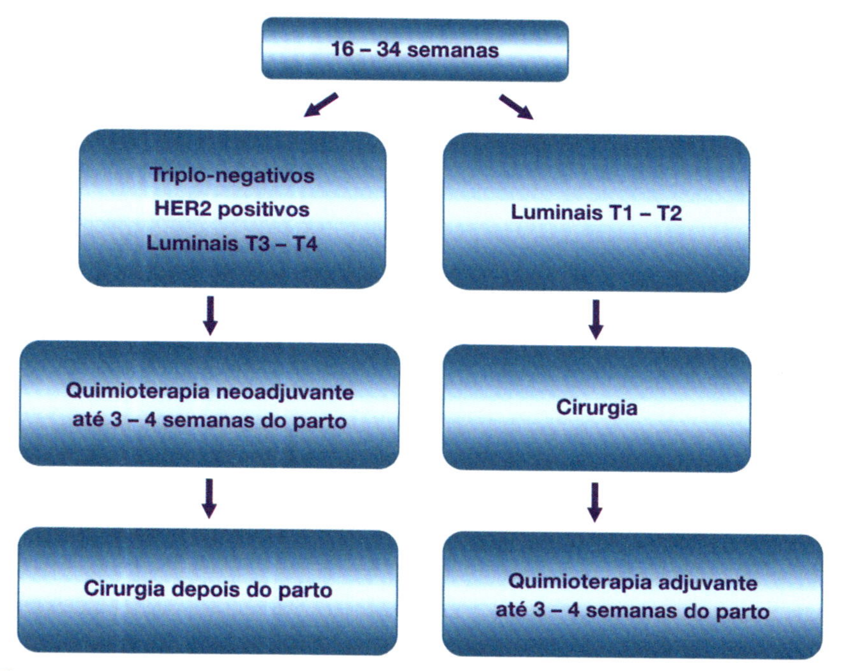

Figura 9.4. Algoritmo de conduta para casos de CM com diagnóstico entre 16 e 34 semanas de gestação. Fonte: Desenvolvido pelos autores.

Em razão do trauma cirúrgico, empiricamente, recomenda-se o uso diário de 600 mg de progesterona natural micronizada, por via oral ou vaginal, durante 2 a 3 semanas, iniciando-se alguns dias antes do procedimento. O objetivo dessa medida é reduzir as chances de abortamento ou de trabalho de parto prematuro.

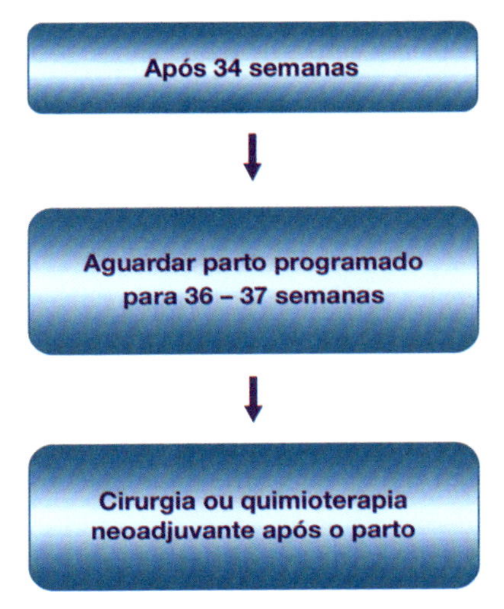

Figura 9.5. Algoritmo de conduta para casos de CM com diagnóstico após 34 semanas de gestação. Fonte: Desenvolvido pelos autores.

Reconstrução mamária imediata após mastectomia na gravidez é pouco estudada, alvo apenas de relatos de pequenas séries de casos. Lohsiriwat *et al.*, avaliaram 13 pacientes operadas no European Institute of Oncology e submetidas à reconstrução por meio de expansor tecidual, em procedimento de duas etapas, e não observaram complicações maternas ou fetais, com bom resultado estético ao final.[29] Esta é a forma de reconstrução preferida na gravidez. Implantes definitivos merecem a crítica de que é impossível simetrizar adequadamente as duas mamas, que vão reagir diferentemente aos influxos hormonais.

Algumas descrições com sucesso permitem afirmar, ainda, que a reconstrução com retalhos autólogos não deve ser descartada;[30,31] no entanto, o tempo cirúrgico elevado e o maior sangramento na gravidez fazem com que a técnica seja desfavorecida.

Quimioterapia

A quimioterapia pode ser aplicada de forma personalizada, analisando-se idade gestacional e farmacologia das drogas utilizadas.

O primeiro trimestre corresponde ao período de maior vulnerabilidade do embrião em desenvolvimento às drogas citotóxicas. A probabilidade de malformações fetais com quimioterapia, em geral, é da ordem de 15%, chegando a 30% com a fluorouracila.[32] No segundo e no terceiro trimestres, com algumas substâncias consideradas seguras, a taxa de malformações é mais baixa, semelhante à da população geral. Dessa forma, esquemas de quimioterapia baseados em antraciclinas e taxanos são os mais utilizados na gravidez, nas doses convencionais.[10,33,34] Destaca-se, entretanto, que podem ocorrer restrição fetal de crescimento uterino e prematuridade, bem como e, por conseguinte, aumento da natimortalidade (2% contra 0,4%).[35,36] Diversos estudos sobre desenvolvimento infantil, avaliação neurológica e testes de inteligência verificaram, ainda, que a quimioterapia *per se* não se relaciona diretamente com possíveis déficits e que esses aspectos devem ser atribuídos à prematuridade, que é relativamente comum nesses casos.[37,38]

A experiência é ampla com antraciclinas, que são tidas como as drogas quimioterápicas mais seguras para o feto, não se verificando nem mesmo cardiotoxicidade.[37,38]

Embora com casuística inferior à ideal, uma revisão sistemática relatou como seguro também o uso de taxanos.[39] Existem evidências de que a passagem transplacentária do paclitaxel seja menor do que a do docetaxel, por isso é preferível o uso do primeiro, geralmente em infusões semanais.[40] A carboplatina tem papel de destaque, atualmente, no manejo dos tumores TN, em especial nas síndromes de mutação de *BRCA-1* e *2*; no entanto, sua segurança na gravidez ainda precisa ser investigada.

A quimioterapia neoadjuvante ou adjuvante deve ser administrada até 3 a 4 semanas da data prevista para o parto, para que o recém-nascido não padeça de leucopenia e plaquetopenia.[25,41] Se a quimioterapia for suspensa transitoriamente, para ser retomada após o nascimento, o recomeço pode ser imediato, após parto normal, e depois de cesárea espera-se um período de 7 a 14 dias. O risco teórico de indução em longo prazo de carcinogênese nos indivíduos nascidos de mães que receberam quimioterapia na gestação é considerado muito pequeno, porém o assunto ainda não foi bem pesquisado.

As medicações de suporte recomendadas para melhorar a tolerância à quimioterapia, conforme a intensidade das reações na gestante, precisam de bom senso do prescritor.[42] Para náuseas e vômitos, os corticosteroides podem ser utilizados com segurança após o primeiro trimestre, sendo a metilprednisolona a opção preferencial. Ondansetrona e granisetrona (antagonistas 5-HT3) não apresentam efeitos indesejáveis para o feto e são liberados. Inibidores de neurocinina-1 (p. ex., aprepitanto) foram menos estudados na gravidez; entretanto, há indícios de que possam ser empregados, se necessário. Ranitidina e cimetidina (H2 antagonistas) são liberados, bem como omeprazol.

Informações sobre o fator estimuladir de colônias granulocitárias (G-CSF; do inglês, *granulocyte – colony-stimulating factors*), como o filgastrim, são muito limitadas na gravidez, por isso não são empregados profilaticamente, exceto em caso de indicação muito forte.

Medidas terapêuticas contraindicadas na gestação

Radioterapia

As doses de irradiação, os campos de direcionamento e a idade gestacional têm impacto sobre a possibilidade de agressão fetal decorrente da radioterapia. Assim, no começo da gestação, quando a distância do útero à mama é maior, alguns autores chegam até a admiti-la. A conduta, no entanto, é muito arriscada e se baseia apenas em modelos teóricos com *phantoms* simuladores e em algumas publicações com aparente sucesso neonatal.[43,44]

A radioterapia parcial intraoperatória apresenta menos risco fetal, porém não traz segurança oncológica em pacientes jovens, em especial na gravidez.

Na prática, portanto, não se administra radioterapia durante a gestação. O risco potencial de retardo mental, malformações, óbito intrauterino, restrição do crescimento fetal e tumores na infância é muito temido, por isso essa terapêutica fica reservada para depois do parto.[33,44]

Hormonoterapia

A prescrição de hormonoterapia requer procrastinação até o fim da gestação. Não há sentido no uso de análogos do hormônio liberador da gonadotrofina (GnRH; do inglês, *gonadotropin-releasing hormone*) ou de inibidores de aromatase, visto que a fonte estrogênica principal na gravidez é placentária. Em teoria, o único agente hormonal que poderia ser eficiente seria o tamoxifeno, mas seu uso causa preocupações do ponto de vista fetal.[10,45] Ao fármaco já foram atribuídas malformações cranianas e genitália ambígua em fetos de sexo feminino.[56,57] Braems *et al.*, valendo-se do banco de dados do laboratório AstraZeneca, observaram incidência de 1 recém-nascido com malformação para cada 4 nascidos vivos gerados sob a droga.[45]

Por conta disso, se uma jovem engravidar usando tamoxifeno, deve suspendê-lo de imediato, assim que perceber atraso da menstruação. Na vigência do uso de tamoxifeno, inclusive, recomenda-se à paciente que deseja engravidar interromper o tratamento por pelo menos 2 meses até a fecundação, tomando-se por base a meia-vida da substância. Por fim, ao final do ciclo gravídico-puerperal, para quem fazia uso do medicamento, é necessária sua reintrodução.

Bisfosfonatos

Estudos em animais demonstraram toxicidade para o embrião com o uso de bisfosfonatos, levando à redução de crescimento, retardo na formação óssea e até óbito. Essa classe de substâncias está proibida na gestação.[46]

Terapia biológica

Dois tipos de substâncias representam as formas de terapêutica biológica mais comuns no CM, os anticorpos monoclonais, grandes moléculas que precisam de transporte ativo pela placenta para atingir o feto, e pequenas moléculas que atravessam facilmente a barreira placentária. Como atuam contra moléculas envolvidas no crescimento fetal, ambas têm possibilidade de prejudicar o desenvolvimento intrauterino.

O trastuzumabe e o pertuzumabe são anticorpos monoclonais empregados com muito êxito para CM Her2^{+}, porém atravessam a placenta. Como a via Her2 também se relaciona com a implantação embrionária e com a organogênese fetal (desenvolvimento cardíaco e neural), essas substâncias são temidas na gravidez. Elas têm sido apontadas como causa de restrição do crescimento fetal, oligoâmnio (problema mais comum) e morte neonatal.[47,48] A questão do oligoâmnio parece estar vinculada à toxicidade renal, com prejuízo na produção de urina fetal. O trastuzumabe e o pertuzumabe não devem, portanto, ser preconizados na gravidez, assim como o T-DM1 (trastuzumabe emtansine).[49]

O lapatinibe, uma pequena molécula inibidora da via de sinalização intracelular tirosinaquinase, com ação anti-EGFR (do inglês, *epidermal growth fator receptor*) e Her2, ultrapassa a placenta e não deve ser recomendado.

A sinalização pela via do VEGF (do inglês, *vascular endotelial growth fator*) é de suma importância para a neoangiogênese placentária e para o crescimento fetal. Atua na regulação do volume de líquido amniótico e no desencadeamento da doença hipertensiva específica da gravidez. A substância antiangiogênica bevacizumabe inibe a atividade do VEGF e pode promover alterações esqueléticas, retardo de crescimento e óbito fetal. Seus efeitos nocivos parecem depender da dose e da fase de gestação, mas é melhor não a empregar. Os demais antiangiogênicos, sunitinibe e sorafenibe, mostraram-se fortes agentes teratogênicos em ratas e coelhas.[47]

Por fim, os inibidores de *check-point* imunitário também ultrapassam a barreira placentária e nada se sabe sobre sua segurança, por isso devem ser evitados.[49]

Assistência obstétrica

Pré-natal

A probabilidade de abortamento espontâneo é alta, ao redor de 15%.[50] Uma gestação na vigência de CM é considerada de alto risco e merece atenção especializada, com morfometria fetal, monitorização da vitalidade do concepto e verificação do fluxo de artéria umbilical.

Exames ultrassonográficos precoces e seriados são fundamentais para se datar bem a idade gestacional e possibilitar o rápido diagnóstico de restrição fetal de crescimento. Nas pacientes que vão receber quimioterapia, um exame ecográfico morfológico fetal é útil na 20ª semana de gestação para descartar a presença de malformações pré-tratamento.

Se houver hipodesenvolvimento fetal, é necessário realizar o perfil biofísico, adotando-se a conduta conforme a vitalidade e a viabilidade do concepto.

A taxa de prematuridade nessas gestações é alta, chegando a taxa superior a 50%, sendo de 20% a 25% com idade gestacional inferior a 35 semanas.[25,51] Infelizmente, em grande parte dos casos, a prematuridade é iatrogênica, por precipitação da interrupção, e a prematuridade é responsável por elevadas cifras de morbidade e mortalidade perinatais. Sempre que possível, portanto, é preferível interromper a gestação com 37 semanas.

A rotura prematura das membranas é mais comum nessa população, e seu manejo não difere do usual.

Parto

A via de parto pode ser alta ou vaginal, com indução das contrações uterinas. A avaliação da vitalidade fetal durante o trabalho de parto é defendida e deve ser realizada por meio da cardiotocografia.

Pavlidis & Pentheroudakis relataram 14 casos de metástases de CM na placenta e nenhum de metástase fetal.[52] Por conta disso, em teoria, é aconselhável solicitar a análise anatomopatológica rotineira da placenta.

Amamentação

É certo que a amamentação não é possível em concomitância com a quimioterapia; no entanto, valores pessoais e socioculturais devem ser decisivos para a opção por amamentar após o CM. Não existem bases cientificas sólidas para contraindicar ou apoiar a decisão, pois não há dados comparativos confiáveis.

Pelo que se sabe, nos casos relatados em que foi instituída a amamentação, não ocorreu detrimento da evolução materna. Em publicação do International Breast Cancer Study Group, 27 de 94 mulheres com CM na gestação que amamentaram (28,7%) tiveram prognóstico melhor; todavia, o número de casos foi muito pequeno para conclusões consistentes.[53]

Sabe-se que o principal hormônio envolvido na produção láctea é a prolactina, que é mitogênica nas células-tronco mamárias e, por isso, pode estar relacionada com a ativação de células de câncer de mama.[54] Para que haja lactação, é necessária elevada concentração de prolactina sérica.

Vale destacar que é mais difícil ocorrer lactogênese e lactopoese nas mamas tratadas por cirurgias conservadoras em razão da fibrose parenquimatosa e da interrupção cirúrgica das vias lactíferas, com comprometimento funcional próximo de 50%, tópico discutido no Capítulo 12, *Impacto da Intervenção Cirúrgica e Tratamento Locorregional no Aleitamento Materno*.[55]

A segurança oncológica da amamentação após CM é tópico que permanece aberto para pesquisas e conclusões, também discutido no Capítulo 13, *Segurança e Planejamento da Gestação na Paciente com Antecedente de Câncer de Mama*.

Referências bibliográficas

1. Rosenberg SM, Newman LA, Partridge AH. Breast cancer in young women: Rare disease or public health problem? JAMA Oncol. 2015;1(7):877-8.
2. Ruiz R, Herrero C, Strasser-Weippl K, Touya D, St Louis J, Bukowski A et al. Epidemiology and pathophysiology of pregnancy-associated breast cancer: A review. Breast. 2017;35:136-41.
3. Smith LH, Dalrymple JL, Leiserowitz GS, Danielsen B, Gilbert WM. Obstetrical deliveries associated with maternal malignancy in California, 1992 through 1997. Am J Obstet Gynecol. 2001;184(7):1504-12.
4. Amant F, Loibl S, Neven P, van Calsteren K. Breast cancer in pregnancy. Lancet. 2012;379(9815):570-9.
5. Woo JC, Yu T, Hurd TC. Breast cancer in pregnancy: A literature review. Arch Surg. 2003;138(1):91-8.

6. Ishida T, Yokoe T, Kasumi F, Sakamoto G, Makita M, Tomonaga T et al. Clinicopathologic characteristics and prognosis of breast cancer patients associated with pregnancy and lactation: Analysis of case-control study in Japan. Jpn J Cancer Res. 1992;83(11):1143-9.
7. Finley JL, Silverman JF, Lannin DR. Fine-needle aspiration cytology of breast masses in pregnant and lactating women. Diagn Cytopathol. 1989;5(3):255-9.
8. Vashi R, Hooley R, Butler R, Geisel J, Philpotts L. Breast imaging of the pregnant and lactating patient: Imaging modalities and pregnancy-associated breast cancer. AJR Am J Radiol. 2013;200(2):321-8.
9. Korakiti AM, Moutafi M, Zografos E, Dimopoulos MA, Zagouri F. The genomic profile of pregnancy-associated breast cancer: A systematic review. Front Oncol. 2020;10:1773.
10. Paris I, di Giorgio D, Carbognin L, Corrado G, Garganese G, Franceschini G et al. Pregnancy-associated breast cancer: A multidisciplinary approach. Clin Breast Cancer. 2021;21(1):e120-7.
11. Schedin P. Pregnancy-associated breast cancer and metastasis. Nat Rev Cancer. 2006;6(4):281-91.
12. O'Brien J, Lyons T, Monks J, Lucia MS, Wilson RS, Hines L et al. Alternatively activated macrophages and collagen remodelling characterize the postpartum involuting mammary gland across species. Am J Pathol. 2010;176(3):1241-55.
13. Johansson ALV, Andersson TML, Hsieh CC, Jirström K, Cnattingius S, Fredriksson I et al. Tumor characteristics and prognosis in women with pregnancy-associated breast cancer. Int J Cancer. 2018;142(7):1343-54.
14. Genin AS, Lesieur B, Gligorov J, Antoine M, Selleret L, Rouzier R. Pregnancy-associated breast cancers: Do they differ from other breast cancers in young women? Breast. 2012;21(4):550-5.
15. Azim Jr HA, Brohée S, Peccatori FA, Desmedt C, Loi S, Lambrechts D et al. Biology of breast cancer during pregnancy using genomic profiling. Endocr Relat Cancer. 2014;21(4):545-54.
16. D'Addio F, Riella LV, Mfarrej BG, Chabtini L, Adams LT, Yeung M et al. The link between the PDL1 costimulatory pathway and Th17 in fetomaternal tolerance. J Immunol. 2011;187(9):4530-41.
17. Azim Jr HA, Vingiani A, Peccatori F, Viale G, Loi S, Pruneri G. Tumour infiltrating lymphocytes (TILs) in breast cancer during pregnancy. Breast. 2015;24(3):290-3.
18. Rodriguez AO, Chew H, Cress R, Xing G, McElvy S, Danielsen B et al. Evidence of poorer survival in pregnancy-associated breast cancer. Obstet Gynecol. 2008;112(1):71-8.
19. Murphy CG, Mallam D, Stein S, Patil S, Howard J, Sklarin N et al. Current or recent pregnancy is associated with adverse pathologic features but not impaired survival in early breast cancer. Cancer. 2012;118(13):3254-9.
20. Beadle BM, Woodward WA, Middleton LP, Tereffe W, Strom EA, Litton JK, et al. The impact of pregnancy on breast cancer outcomes in women. Cancer. 2009;115(6):1174-84.
21. Azim Jr HA, Santoro L, Russell-Edu W, Pentheroudakis G, Pavlidis N, Peccatori FA. Prognosis of pregnancy-associated breast cancer: A meta-analysis of 30 studies. Cancer Treat Rev. 2012;38(7):834-42.
22. Hershman DL, Wang X, McBride R, Jacobson JS, Grann VR, Neugut A. Delay in initiating adjuvant radiotheraphy following breast conservation and its impact on survival. Int J Radiat Oncol Biol Phys. 2006;65(5):1353-60.
23. Chen Z, King W, Pearcey R, Kerba M, Mackillop WJ. The relationship between waiting time for radiotherapy and outcome: A systematic review of the literature. Radiother Oncol. 2008;87(1):3-16.
24. Toesca A, Gentilini O, Peccatori F, Azim Jr HA, Amant F. Locoregional treatment of breast cancer during pregnancy. Gynecol Surg. 2014;11(4):279-84.
25. Amant F, Deckers S, van Calsteren K, Loibl S, Halaska M, Brepoels L et al. Breast cancer in pregnancy: Recommendations of an international consensus meeting. Eur J Cancer. 2010;46(18):3158-68.

26. Han SN, Amant F, Cardonick EH, Loibl S, Peccatori FA, Gheysens O et al. Axillary staging for breast cancer during pregnancy: Feasibility and safety of sentinel lymph node biopsy. Breast Cancer Res Treat. 2018;168(2):551-7.
27. Gentilini O, Cremonesi M, Toesca A, Colombo N, Peccatori F, Sironi R et al. Sentinel lymph node biopsy in pregnant patients with breast cancer. Eur J Nucl Med Mol Imaging. 2010;37(1):78-93.
28. Khera SY, Kiluk JV, Hasson DM, Meade TL, Meyers MP, Dupont EL et al. Pregnancy-associated breast cancer patients can safely undergo lymphatic mapping. Breast J. 2008;14(3):250-4.
29. Lohsiriwat V, Peccatori FA, Martella S, Azim Jr HA, Sarno MA, Galimberti V et al. Immediate breast reconstruction with expander in pregnant breast cancer patients. Breast. 2003;22(5):657-60.
30. Chirappapha P, Thaweepworadej P, Ngamphaiboon N, Sukprasert M, Sukarayothin T et al. Breast reconstruction in pregnancy: A case report of multidisciplinary team approach in immediate autologous flap reconstruction for pregnancy-associated breast cancer. Clin Case Rep. 2017;5(9):1450-3.
31. Chai SC, Umayaal S, Saad AZM. Successful pregnancy "during" pedicled transverse rectus abdominis musculocutaneous flap for breast reconstruction with normal vaginal delivery. Indian J Plast Surg. 2015;48(1):81-4.
32. National Toxicology Program. NTP monograph: Developmental effects and pregnancy outcomes associated with cancer chemotherapy use during pregnancy. NTP Monogr. 2013;(2):i-214.
33. Peccatori FA, Azim Jr HA, Orecchia R, Hoekstra HJm Pavlidis N, Kesic V et al. Cancer, pregnancy and fertility: ESMO clinical practice guidelines for diagnosis, treatment and follow-up. Ann Oncol. 2013;24 Suppl 6:vi160-70.
34. Cordeiro CN, Gemignani ML. Breast cancer in pregnancy: Avoiding fetal harm when maternal treatment is necessary. Breast J. 2017;23(2):200-5.
35. van Calsteren K, Heyns L, de Smet F, van Eycken L, Gziri MM, van Gemert W et al. Cancer during pregnancy: An analysis of 215 patients emphasizing the obstetrical and the neonatal outcomes. J Clin Oncol. 2010;28(4):683-9.
36. Amant F, Vandenbroucke T, Verheecke M, Fumagalle M, Halaska MJ, Boere I et al.; International Network on cancer, Infertility, and Pregnancy. Pediatric outcome after maternal cancer diagnosed during pregnancy. N Engl J Med. 2015;373(19):1824-34.
37. Loibl S, Han SN, von Minckwitz G, Bontenbal M, Ring A, Giermek J et al. Treatment of breast cancer during pregnancy: An observational study. Lancet Oncol. 2012;13(9):887-96.
38. Hahn KME, Johnson PH, Gordon N, Kuerer H, Middleton L, Ramirz M et al. Treatment of pregnant breast cancer patients and outcomes of children exposed to chemotherapy in utero. Cancer. 2006;107(6):1219-26.
39. Zagouri F, Sergentanis TN, Chrysikos D, Dimitrakakis C, Tsigginou A, Zografos CG et al. Taxanes for breast cancer during pregnancy: A systematic review. Clin Breast Cancer. 2013;13(1):16-23.
40. Berveiller P, Selleret L, Mir O. Drug selection and dosing in pregnant cancer patients: Insights from clinical pharmacokinetics. Ann Oncol. 2014;25(10):1869-70.
41. Rimes S, Gano J, Milbourne A. Care of the pregnant patient with cancer. Oncology (Williston Park). 2008;22(8 Suppl Nurse Ed):13-22.
42. Loibl S, Schmidt A, Gentilini OD, Kaufman B, Kuhl C, Denkert C et al. Breast cancer during pregnancy: Adapting recent advances in breast cancer care for pregnant patients. In: Veronesi U, Goldhirsch A, Veronesi P, Gentilini OD, Leonardi MC (eds.). Breast cancer: Innovations in research and management. Cham: Springer; 2017.
43. Luis SA, Christie DRH, Kaminski A, Kenny L, Peres MH. Pregnancy and radiotherapy: Management options for minimising risk, case series and comprehensive literature review. J Med Imaging Radiat Oncol. 2009;53(6):559-68.

44. Mazonakis M, Varveris H, Damilakis J, Theoharopoulos N, Gourtsoyiannis N. Radiation dose to conceptus resulting from tangential breast irradiation. Int J Radiat Oncol Biol Phys. 2003;55(2):386-91.
45. Braems G, Denys H, de Wever O, Cocquyt V, van dan Broecke R. Use of tamoxifen before and during pregnancy. Oncologist. 2011;16(11):1547-51.
46. Lambertini M, Azim Jr HA, Peccatori FA. Breast cancer in special groups: Breast cancer in pregnancy. In: Wyld L, Markopaulos C, Leidenius M, Senkus-Konefka E (eds.). Breast cancer management for surgeons: A European multidisciplinary textbook. Cham: Springer; 2018.
47. Lambertini M, Peccatori FA, Azim Jr HA. Targeted agents for cancer treatment during pregnancy. Cancer Treat Rev. 2015;41(4):301-9.
48. Azim Jr HA, Azim H, Peccatori FA. Treatment of cancer during pregnancy with monoclonal antibodies: A real challenge. Expert Rev Clin Immunol. 2010;6(6):821-6.
49. Hepner A, Negrini D, Hase EA, Exman P, Testa L, Trinconi AF et al. Cancer during pregnancy: The oncologist overwiew. World J Oncol. 2019;10(1):28-34.
50. Gerstl B, Sullivan E, Ives A, Saunders C, Wand H, Anazodo A. Pregnancy outcomes after a breast cancer diagnosis: A systematic review and meta-analysis. Clin Breast Cancer. 2018;18(1):e79-88.
51. Framarino-Dei-Malatesta M, Piccioni MG, Brunelli R, Iannini I, Cascialli G, Sammartino P. Breast cancer during pregnancy: A retrospective study on obstetrical problems and survival. Eur J Obstet Gynecol Reprod Biol. 2014;173:48-52.
52. Pavlidis N, Pentheroudakis G. Metastatic involvement of placenta and foetus in pregnant women with cancer. Recent Results Cancer Res. 2008;178:183-94.
53. Azim Jr HA, Bellettini G, Liptrott SJ, Armeni ME, Dell'Acqua V, Torti F et al. Breastfeeding in breast cancer survivors: Pattern, behaviour and effect on breast cancer outcome. Breast. 2010;19(6):527-31.
54. O'Leary KA, Shea MP, Salituro S, Blohm CE, Schuler LA. Prolactin alters the mammary epithelial hierarchy, increasing progenitors and facilitating ovarian steroid action. Stem Cell Reports. 2017;9(4):1167-79.
55. Azim Jr HA, Bellettini G, Gelber S, Peccatori FA. Breast-feeding after breast cancer: If you wish, madam. Breast Cancer Res Treat. 2009;114(1):7-12.

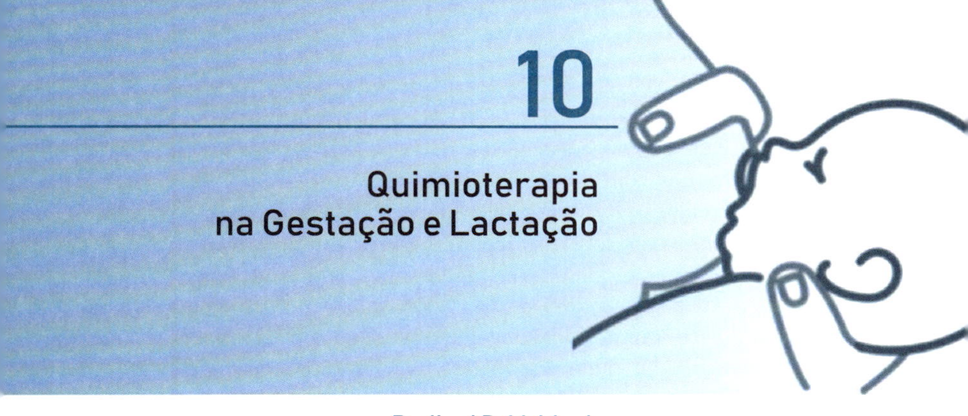

10

Quimioterapia na Gestação e Lactação

Rudinei D. M. Linck

Introdução

O câncer de mama é a neoplasia mais frequentemente correlacionada com as gestantes e aproximadamente 1 a cada 3.000 gestações está associada com diagnóstico de malignidade.[1,2] Seu tratamento durante a gestação ou a lactação é um desafio clínico, uma vez que tanto a saúde da paciente quanto a do feto devem ser consideradas no planejamento terapêutico e que a avaliação de risco *versus* benefício de cada escolha deve ser cuidadosa. Além disso, a maioria das evidências científicas nessa área é baseada em estudos retrospectivos, com grande limitação de dados prospectivos.

De modo geral, o tratamento deverá seguir as mesmas recomendações indicadas para o tratamento do câncer de mama não associado à gestação, com algumas modificações visando à proteção da saúde fetal e evitando-se atrasos não justificados para o início de cada etapa.[3] A interrupção da gestação, apesar de poder ser considerada em determinadas situações, não demonstra trazer benefício em desfechos oncológicos para a paciente[4,5] e o desenvolvimento das crianças nascidas de mães com câncer não parece sofrer alteração quando comparadas aos nascidos com mesma idade gestacional de mães sem câncer, mesmo quando há exposição intrauterina a tratamentos oncológicos.[6,7]

O adequado envolvimento da paciente nas decisões do planejamento terapêutico e sua correta documentação por meio do termo de consentimento livre e esclarecido exige uma orientação especializada sobre as implicações do diagnóstico oncológico, bem como sobre os riscos e benefícios dos tratamentos propostos.

Proposta de tratamento

A escolha do tratamento oncológico exige a determinação do diagnóstico histológico de neoplasia por meio de biópsia da lesão suspeita, bem como da avaliação imuno-histoquímica ou molecular para a definição do subtipo tumoral.

A possibilidade de tratamento com intenção curativa em tumores com extensão apenas local ou locorregional (estágios I a III) ou a necessidade de tratamentos paliativos em tumores com metástases sistêmicas (estágio IV) devem ser estabelecidas com a maior precisão possível.

O estadiamento sistêmico das pacientes sem sintomas sugestivos de acometimento metastático, quando indicado, deve ser realizado utilizando técnicas que minimizem os riscos fetais. Exames com alta exposição fetal à radiação, como tomografias computadorizadas, ou com exposição a gadolínio (usado como contraste em exames de ressonância magnética) devem ser evitados, em especial no primeiro trimestre de gestação.[8-11] Dessa forma, a realização de radiografia de tórax com a proteção abdominal do avental de chumbo pode ser considerada, bem como a ultrassonografia para avaliação abdominal e a ressonância magnética sem contraste para avaliação torácica, abdominal ou óssea.[8] O emprego de outros métodos de diagnóstico por imagem pode ser levado em conta em uma avaliação cautelosa de risco *versus* benefício, principalmente quando há a necessidade de elucidar achados equívocos em exames prévios ou na investigação complementar de sintomas clínicos suspeitos para metástases. Por outro lado, quando o diagnóstico é realizado em fases precoces da doença e há baixo risco de acometimento sistêmico, a utilização de exames de imagem deve ser omitida ou mesmo postergada.[3]

Além da determinação do subtipo tumoral e do adequado estadiamento sistêmico, o planejamento terapêutico envolvendo a escolha entre as diferentes opções de tratamentos oncológicos, como quimioterapias, terapias endócrinas ou terapias-alvo moleculares, inclui também a avaliação do risco associado a cada um desses agentes sobre a saúde fetal.

Idade gestacional

A idade gestacional é um fator crítico quanto ao potencial risco da exposição aos tratamentos oncológicos.

Sabe-se, por exemplo, que a exposição a quimioterápicos durante o primeiro trimestre, período relacionado com a organogênese, está associada a maior risco de malformações congênitas, anormalidades cromossômicas e abortos; entretanto, a incidência de malformações congênitas com a aplicação de quimioterapia no segundo ou terceiro trimestres de gestação é baixa.[12-14]

Cirurgia mamária pode ser realizada com relativa segurança durante qualquer fase da gestação.[3,15]

A radioterapia, por sua vez, apesar de ser considerada segura por alguns estudos no primeiro e no segundo trimestres (período em que o útero encontra-se distante da parede torácica),[3,16] deve ser postergada para após o nascimento, pois a adjuvância com quimioterapia é quase sempre realizada e o controle local da doença após a cirurgia não precisa ser imediato.

O Quadro 10.1 apresenta os períodos mais críticos da gestação para a indicação dos principais tratamentos oncológicos do câncer de mama.

Quadro 10.1. Opções terapêuticas durante as diferentes fases de gestação

Fase da gestação	Opções terapêuticas
Primeiro trimestre	Cirurgia
Segundo trimestre	Cirurgia Quimioterapia
Terceiro trimestre	Cirurgia Quimioterapia

Fonte: Amant F et al., 2010.[3]

Quimioterapias

A gestação está associada com alterações fisiológicas que têm impacto sobre a farmacocinética dos quimioterápicos; entretanto, não há estudos clínicos que justifiquem modificações nas doses indicadas nos tratamentos e, assim, elas devem ser calculadas com base no peso atual das pacientes.[3,17]

A placenta age como uma barreira que limita a exposição fetal aos quimioterápicos utilizados no tratamento da mãe e sabe-se que essa redução é variável para diferentes medicamentos, porém não há estudos clínicos que justifiquem a escolha de determinado agente de acordo com esse critério.[3] A escolha do tratamento quimioterápico deve ser baseada na biologia tumoral e no estadiamento da doença, sendo contraindicada sua aplicação durante o primeiro trimestre de gestação.[3,18]

Os regimes de tratamento mais empregados durante a gestação são os esquemas baseados em antraciclinas, seja utilizando ciclofosfamida (p. ex., esquema AC com doxorrubicina e ciclofosfamida) ou alguma associação com fluorouracila (p. ex., FAC com doxorrubicina, ciclofosfamida e fluorouracila). Esses esquemas são também os que acumulam maior volume de dados sobre segurança, sem aparentemente estarem associados com aumento de malformações congênitas quando aplicados no segundo ou terceiro trimestres da gestação, ainda que existam limitadas informações baseadas em estudos prospectivos.[17,19] A maior preocupação ainda é o risco de sequelas tardias sobre a saúde cardíaca, neurológica ou de carcinogênese nas crianças que tiveram exposição intrauterina a esses esquemas de quimioterapia.[7,20,21]

A avaliação da segurança do emprego de taxanos durante a gestação é menor em comparação com os esquemas com antraciclina, mas vem sendo cada vez mais bem documentada. Até o momento, demonstrou-se relativa segurança quando essas substâncias são utilizadas no segundo ou terceiro trimestres de gestação, com aparente mínimo risco materno e fetal, bem como de toxicidade neonatal.[3,22]

A utilização do metotrexato deve ser evitada em qualquer fase da gestação, por conta de seu acúmulo em líquidos do terceiro espaço (como o líquido amniótico), com consequente risco fetal.[23]

Os riscos de toxicidade materna e fetal com o uso de platinas aparentemente é aumentado em razão do aumento relativo de droga livre circulante secundário à redução dos níveis de albumina durante a gestação.[24]

De modo geral, o tratamento quimioterápico deve ser interrompido após a 35ª semana de gestação e o parto programado deve ser realizado com intervalo mínimo de 3 semanas após a última dose de quimioterapia, para que haja tempo de recuperação da mielotoxicidade associada ao tratamento e minimização dos riscos materno e fetal de neutropenia e/ou plaquetopenia.[3]

Terapias-alvo

A utilização de trastuzumabe é contraindicada durante a gestação por estar associada a risco de oligoâmnio, hipoplasia pulmonar, anormalidades do esqueleto ósseo e morte fetal.[25] Mulheres expostas a trastuzumabe durante a gestação devem ser monitoradas quanto ao volume de líquido amniótico, considerado marcador da função renal fetal.

Não há dados significativos que demonstrem a segurança do emprego de outras terapias anti-Her2, como pertuzumabe, T-DM1 (trastuzumabe emtansine) ou lapatinibe, durante a gestação; ou, ainda, de outras terapias-alvo moleculares utilizadas mais recentemente no tratamento dos diferentes tipos de câncer de mama.

O tamoxifeno também é contraindicado durante qualquer fase da gestação em razão do risco de teratogenicidade.[3,26] Mulheres que fazem uso de tamoxifeno devem ser orientadas quanto à necessidade de método anticoncepcional não hormonal e, caso haja desejo de engravidar, devem ser orientadas quanto à interrupção do medicamento com pelo menos 2 meses de antecedência em relação ao início da tentativa de concepção.[27]

O emprego de análogos de hormônio liberador de gonadotrofina (GnRH; do inglês, *gonadotropin-releasing hormone*) e/ou de inibidores de aromatase também é contraindicado durante a gestação.

Lactação durante tratamento oncológico

Diferentes agentes citotóxicos são excretados no leite, por isso considera-se que a amamentação durante o tratamento quimioterápico pode gerar riscos para a saúde da criança, com relatos de toxicidades, inclusive neutropenia neonatal após a exposição materna de ciclofosfamida.[3,28]

Os efeitos das diferentes terapias-alvo ou mesmo das terapias endócrinas empregadas em câncer de mama são pouco conhecidos sobre a amamentação e com relação ao risco para a criança. Como regra, a amamentação deverá ser evitada durante o uso de tratamentos oncológicos sistêmicos para o câncer de mama.

Considerações finais

O câncer de mama pode ser adequadamente tratado quando o diagnóstico é realizado durante a gestação e, respeitando-se algumas limitações, é possível também preservar a saúde fetal e materna.

A qualidade das evidências científicas sobre esse assunto é limitada e o tratamento envolve maior complexidade nas condutas; por isso, o acompanhamento deve ser preferencialmente conduzido por equipe multiprofissional, incluindo médicos das diferentes especialidades atentos a essas questões.

Referências bibliográficas

1. van Calsteren K, Heyns L, de Smet F, van Eycken L, Gziri MM, van Gemert W et al. Cancer during pregnancy: An analysis of 215 patients emphasizing the obstetrical and the neonatal outcomes. J Clin Oncol. 2010;28(4):683-9.
2. du Bois A, Meerpohl HG, Gerner K, Prömpeler H, Vach W, Aisslinger U et al. [Effect of pregnancy on the incidence and course of malignant diseases]. Geburtshilfe Frauenheilkd. 1993;53(9):619-24.
3. Amant F, Deckers S, van Calsteren K, Loibl S, Halaska M, Brepoels L et al. Breast cancer in pregnancy: Recommendations of an international consensus meeting. Eur J Cancer. 2010;46(18):3158-68.
4. Nugent P, O'Connell TX. Breast cancer and pregnancy. Arch Surg. 1985;120(11):1221-4.
5. Gemignani ML, Petrek JA, Borgen PI. Breast cancer and pregnancy. Surg Clin North Am. 1999;79(5):1157-69.
6. Amant F, Vandenbroucke T, Verheecke M, Fumagalli M, Halaska MJ, Boere I et al.; International Network on Cancer, Infertility, and Pregnancy. Pediatric outcome after maternal cancer diagnosed during pregnancy. N Engl J Med. 2015;373(19):1824-34.
7. Avilés A, Neri N. Hematological malignancies and pregnancy: A final report of 84 children who received chemotherapy in utero. Clin Lymphoma. 2001;2(3):173-7.
8. Tremblay E, Thérasse E, Thomassin-Naggara I, Trop I. Quality initiatives: Guidelines for use of medical imaging during pregnancy and lactation. Radiographics. 2012;32(3):897-911.
9. Brent RL. The effect of embryonic and fetal exposure to x-ray, microwaves, and ultrasound: Counseling the pregnant and nonpregnant patient about these risks. Semin Oncol. 1989;16(5):347-68.
10. Brent RL. Saving lives and changing family histories: Appropriate counseling of pregnant women and men and women of reproductive age, concerning the risk of diagnostic radiation exposures during and before pregnancy. Am J Obstet Gynecol. 2009;200(1):4-24.
11. Ray JG, Vermeulen MJ, Bharatha A, Montanera WJ, Park AL. Association between MRI exposure during pregnancy and fetal and childhood Outcomes. JAMA. 2016;316(9):952-61.
12. Giacalone PL, Laffargue F, Bénos P. Chemotherapy for breast carcinoma during pregnancy: A French national survey. Cancer. 1999;86(11):2266-72.
13. Germann N, Goffinet F, Goldwasser F. Anthracyclines during pregnancy: Embryo-fetal outcome in 160 patients. Ann Oncol. 2004;15(1):146-50.
14. Ring AE, Smith IE, Jones A, Shannon C, Galani E, Ellis PA. Chemotherapy for breast cancer during pregnancy: An 18-year experience from five London teaching hospitals. J Clin Oncol. 2005;23(18):4192-7.
15. Duncan PG, Pope WD, Cohen MM, Greer N. Fetal risk of anesthesia and surgery during pregnancy. Anesthesiology. 1986;64(6):790-4.
16. Mazonakis M, Varveris H, Damilakis J, Theoharopoulos N, Gourtsoyiannis N. Radiation dose to conceptus resulting from tangential breast irradiation. Int J Radiat Oncol Biol Phys. 2003;55(2):386-91.
17. Cardonick E, Iacobucci A. Use of chemotherapy during human pregnancy. Lancet Oncol. 2004;5(5):283-91.
18. Amant F, Berveiller P, Boere IA, Cardonick E, Fruscio R, Fumagalli M et al. Gynecologic cancers in pregnancy: Guidelines based on a third international consensus meeting. Ann Oncol. 2019;30(10):1601-12.

19. Hahn KME, Johnson PH, Gordon N, Kuerer H, Middleton L, Ramirez M et al. Treatment of pregnant breast cancer patients and outcomes of children exposed to chemotherapy in utero. Cancer. 2006;107(6):1219-26.
20. Gziri MM, Hui W, Amant F, van Calsteren K, Ottevanger N, Kapusta L et al. Myocardial function in children after fetal chemotherapy exposure: A tissue Doppler and myocardial deformation imaging study. Eur J Pediatr. 2013;172(2):163-70.
21. Zemlickis D, Lishner M, Erlich R, Koren G. Teratogenicity and carcinogenicity in a twin exposed in utero to cyclophosphamide. Teratog Carcinog Mutagen. 1993;13(3):139-43.
22. Mir O, Berveiller P, Goffinet F, Treluyer JM, Serreau R, Goldwasser F et al. Taxanes for breast cancer during pregnancy: A systematic review. Ann Oncol. 2010;21(2):425-6.
23. Ebert U, Löffler H, Kirch W. Cytotoxic therapy and pregnancy. Pharmacol Ther. 1997;74(2):207-20.
24. Zemlickis D, Klein J, Moselhy G, Koren G. Cisplatin protein binding in pregnancy and the neonatal period. Med Pediatr Oncol. 1994;23(6):476-9.
25. Zagouri F, Sergentanis TN, Chrysikos D, Papadimitriou CA, Dimopoulos MA, Bartsch R. Trastuzumab administration during pregnancy: A systematic review and meta-analysis. Breast Cancer Res Treat. 2013;137(2):349-57.
26. Eedarapalli P, Jain S. Breast cancer in pregnancy. J Obstet Gynaecol. 2006;26(1):1-4.
27. Koca E, Kuzan TY, Babacan T, Turkbeyler IH, Furkan S, Altundag K. Safety of tamoxifen during pregnancy: 3 Case reports and review of the literature. Breast Care (Basel). 2013;8(6):453-4.
28. Durodola JI. Administration of cyclophosphamide during late pregnancy and early lactation: A case report. J Natl Med Assoc. 1979;71(2):165-6.

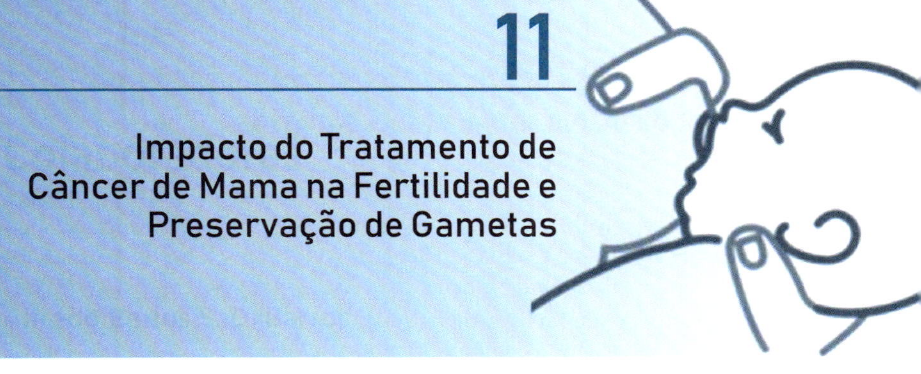

11

Impacto do Tratamento de Câncer de Mama na Fertilidade e Preservação de Gametas

Felipe Andreotta Cavagna

Introdução

O Instituto Nacional de Câncer (INCA) prevê 625 mil novos casos de câncer no Brasil para o triênio de 2020 a 2022, sendo 66.280 de câncer de mama, com risco estimado de 61,61:100.000 mulheres.[1] Uma porção considerável dessas mulheres recebe o diagnóstico ainda jovem e desejosa de gestação.

No Centro de Referência da Saúde da Mulher Hospital Pérola Byington, em São Paulo, 10% das pacientes têm o diagnóstico de neoplasia maligna das mamas com menos de 40 anos de idade,[2] sendo que aproximadamente 50% das mulheres nessa faixa etária consideram uma gestação até 5 anos após o diagnóstico do câncer de mama.[3] Entre essas pacientes, 10% engravidam espontaneamente após terem a doença.

Já está sedimentado na literatura que não há prejuízo no prognóstico dessas mulheres. Esse fato deve ser levado em consideração ao se pensar não apenas na cura, mas também na qualidade de vida que essas pacientes terão após o tratamento. Depara-se, então, com uma questão que não deve ser menosprezada pelos mastologistas e oncologistas: a preservação do potencial reprodutivo em pacientes jovens submetidas à terapia citotóxica. Algumas dessas pacientes não sabem da potencial ação prejudicial do tratamento quimioterápico sobre os ovários.

O ovário contém um número finito de oócitos armazenados nos folículos primordiais, os quais dão origem a todos os oócitos ovulados durante a vida de uma mulher. Infelizmente, o DNA dessas células é bastante sensível a danos exógenos, como o tratamento citotóxico de um câncer.

Por conta disso, existe uma preocupação crescente nos últimos anos com relação a orientar as pacientes sobre as possíveis consequências e as possibilidades disponíveis para tentar preservar seu potencial reprodutivo.[4]

Efeito das medicações utilizadas no tratamento sistêmico do carcinoma de mama sobre a função gonadal

Os ovários são glândulas sensíveis aos agentes citotóxicos comumente empregados na terapia oncológica, que terminam por induzir uma insuficiência gonadal potencialmente irreversível. A quimioterapia afeta os folículos primordiais, os oócitos e as células da granulosa. O efeito tóxico mais relevante é a perda de folículos em maturação que resulta em disfunção ovulatória e subsequente amenorreia.

A atrofia folicular pode ser revertida a depender do número de folículos ativos remanescentes após o término da quimioterapia e a probabilidade de amenorreia induzida por quimioterapia depende da idade da paciente no momento do tratamento, do tipo de quimioterapia recebida, de sua duração e das doses cumulativas dos medicamentos.[5] A função ovariana, em alguns casos, pode ser comprometida transitoriamente, com retorno da atividade endócrina e liberação de oócito fertilizável.[6]

Diferentes classes de quimioterápicos e terapias-alvo empregadas rotineiramente no tratamento do câncer de mama têm um efeito deletério nos ovários.

Ciclofosfamida

A ciclofosfamida é um antineoplásico que interfere na função do DNA por meio da alquilação e da ligação cruzada das fitas de DNA. Esse agente alquilante está envolvido em lesão de células da granulosa e deterioração de oócitos em metáfase II de uma forma dose-dependente.[7,8] Ela apresenta uma das maiores taxas de falência ovariana entre os agentes antineoplásicos.[9] Mulheres tratadas com ciclofosfamida estão 4 vezes mais propensas a desenvolver falência ovariana.[10]

Platinas (cisplatina, carboplatina)

As platinas são os agentes quimioterápicos mais utilizados no tratamento de câncer endometrial, tumores ovarianos e alguns tumores sólidos. O mecanismo de ação consiste na interrupção da duplicação do DNA. Elas são, possivelmente, específicas para a fase G2 do ciclo celular e consideradas moderadamente gonadotóxicas.[7]

Taxanos (docetaxel, paclitaxel)

Taxanos são antineoplásicos muito utilizados no tratamento do carcinoma de mama. Seu mecanismo de ação envolve a estabilização dos microtúbulos de actina (importantes estruturas relacionadas com a movimentação de cromossomos e organelas durante a divisão celular), fazendo com que as células tumorais percam sua capacidade de se dividir de maneira ordenada e morram. Essa substância não tem atuação específica em nenhuma fase do ciclo celular.

Acrescentar um taxano a um esquema de quimioterapia com antraciclinas aumenta consideravelmente as taxas de falência ovariana. Pacientes tratadas com quimioterapia combinada por 36 semanas comparadas àquelas tratadas por 12 semanas têm maior risco para amenorreia.[11]

Antraciclinas (doxorrubicina, doxorrubicina lipossômica peguilada e epirrubicina)

As antraciclinas são agentes específicos para as fases G2 e S do ciclo celular que têm como mecanismo de ação a inibição da atividade das topoisomerases. Apresentam uma gonadotoxicidade média, expressa por meio de danos no estroma e na microvasculatura ovariana.[12]

Terapia anti-Her2

O trastuzumabe e o pertuzumabe são importantes imunoterapias no tratamento do câncer mamário com superexpressão de Her2. Aparentemente, não há prejuízo para a fertilidade com o uso do trastuzumabe e, apesar de também não parecer danoso à função reprodutiva, ainda faltam dados quanto ao pertuzumabe.[13,14]

Com relação ao trastuzumabe associado à emtansina um estudo mostrou que é mais provável uma paciente entrar em amenorreia em decorrência de longo período de uso de taxano com trastuzumabe isolado do que com o uso combinado com etamsina, sugerindo que, possivelmente, não há uma gonadotoxicidade significativa com essa terapia anti-Her2.[15] Mais estudos devem ser realizados para uma conclusão mais assertiva.

Terapia anti-PDL-1

Não há estudos que analisem o impacto sobre a fertilidade com o uso de atezolizumabe ou pembrolizumabe em humanos. Apesar disso, sabe-se que o atezolizumabe mostrou-se gonadotóxico em doses muito altas em primatas fêmeas, porém de maneira reversível.[16] O pembrolizumabe não aparenta ter efeitos gonadotóxicos em estudos com primatas.[17]

Inibidores de PARP

Os membros da família de enzimas PARP são fundamentais para o reparo de quebras de DNA de fita simples. Os inibidores de PARP têm demonstrado uma promissora eficácia clínica, bloqueando a capacidade de reparo do DNA em pacientes mutadas para *BRCA-1* ou *BRCA-2*. Apesar de ainda não haver dados sobre o uso em humanos, estudo com camundongos mostrou que o olaparibe depletou significativamente os folículos primordiais sem impacto nos níveis de hormônio antimülleriano ou em outras classes de folículos,[18] sendo aparentemente menos gonadotóxico do que esquemas com ciclofosfamida.

Inibidores de CDK4/6

Não existem estudos em humanos com o uso de inibidores de CDK4/6, mas não parece haver efeito sobre a fertilidade em estudos envolvendo ratos e coelhos.[19]

Quadro 11.1. Mecanismo de ação e risco de toxicidade ovariana de quimioterápicos comumente utilizados no tratamento do câncer de mama

Classe	Mecanismo de ação	Quimioterápico	Risco de toxicidade ovariana
Agente alquilante	Ligação no DNA impedindo a separação dos filamentos na dupla hélice espiralar	Cisplatina	Intermediário
		Ciclofosfamida	Alto
Antimetabólito	Inibição da biossíntese dos componentes essenciais do DNA e do RNA na fase S do ciclo celular	Metotrexato	Baixo
		Fluorouracila	Baixo
Antibióticos antitumorais	Ligação na dupla hélice, interrompendo o prolongamento da cadeia de DNA e causando graves distorções cromossômicas	Doxorrubicina	Intermediário
		Epirrubicina	Intermediário
Inibidores mitóticos	Estabilização dos microtúbulos, impedindo sua quebra e, consequentemente, a divisão celular	Paclitaxel	Intermediário
		Docetaxel	Intermediário

Fonte: Elaborado pela autoria.

Outros

Outras substâncias menos utilizadas no tratamento sistêmico do câncer de mama (especialmente como primeira linha), como o metotrexato e a fluorouracila, são antimetabólitos que atuam na divisão celular, não sendo específicos para nenhuma fase do ciclo celular. Sua gonadotoxicidade é média ou ausente.[7]

O Quadro 11.1 apresenta um resumo do mecanismo de ação e do risco de toxicidade ovariana de quimioterápicos comumente utilizados no tratamento do câncer de mama.

Influência das características pessoais na função gonadal

Além da ação de medicações gonadotóxicas, algumas características da própria paciente podem contribuir para que a deterioração da função ovariana seja mais ou menos relevante.

A reserva ovariana traduz a quantidade e a qualidade dos oócitos da paciente e sofre influência de diversos fatores, como idade, genética e influências externas. Ela pode ser avaliada por meio da dosagem do hormônio antimülleriano e da contagem de folículos antrais.[20] Sua avaliação antes de iniciar o tratamento auxilia a definir como a paciente irá evoluir do ponto de vista reprodutivo. Esquemas com antraciclinas, ciclofosfamida e taxanos reduzem significativamente o nível de hormônios antimüllerianos,[21,22] que se mantém muito baixo ou indetectável durante o tratamento citotóxico por até 1 ano. Nas pacientes com níveis mais elevados de hormônios antimüllerianos antes da quimioterapia, há maior chance de retorno da menstruação e recuperação mais rápida dos ciclos.[23]

A idade é o principal fator influenciador da reserva ovariana. Comparadas com pacientes mais velhas, as mais jovens têm menor chance de evoluir com amenorreia após um mesmo tratamento quimioterápico.[24] A taxa de amenorreia induzida por quimioterapia é estimada em 26% (IC: 95%, 12%-43%) entre mulheres com menos de 35 anos de idade, 39% (IC: 95%, 31%-58%) naquelas entre 35 e 40 anos, e 77% (IC: 95%, 71%-83%) para mulheres com mais de 40 anos. Mesmo entre as que entram em amenorreia, 50% daquelas com menos de 35 anos, 30% das que têm entre 35 e 40 anos de idade e 15% das com mais de 40 anos voltam a menstruar.[25] Vale lembrar, ainda, que retomar a menstruação não necessariamente implica voltar a ser fértil.

A genética da paciente, nesse sentido, também é importante, em especial para as portadoras de mutações em *BRCA*. Aparentemente, com o mecanismo de reparo de quebras de fita dupla de DNA prejudicado, há uma capacidade reduzida de sobreviver ao estresse citotóxico do tratamento e ocorre uma perda acelerada subsequente da reserva ovariana.[26]

Outros fatores externos e estilo de vida podem influenciar a reserva ovariana. Alguns são bem documentados, como radioterapia pélvica anterior, e outros necessitam de ulteriores estudos, como tabagismo e uma menarca mais tardia.[27]

Preservação do potencial reprodutivo das pacientes submetidas à terapia sistêmica citotóxica

Há diferentes técnicas que podem ser utilizadas para preservar o potencial reprodutivo das mulheres submetidas à terapia sistêmica citotóxica.

É bastante comum, por exemplo, a utilização de análogos do hormônio liberador da gonadotrofina (GnRH; do inglês, *gonadotropin-releasing hormone*) durante a quimioterapia na tentativa de manter o ciclo ovariano em repouso e, consequentemente, minimizar os efeitos citotóxicos. Esse método, no entanto, não deve ser utilizado isoladamente, já que em muitas metanálises sua eficácia para preservar a fertilidade mostrou-se controversa.[28,29]

A criopreservação de tecido ovariano é um método que está deixando de ser considerado experimental. Envolve a retirada cirúrgica (usualmente por laparoscopia) do córtex ovariano para reimplantá-lo após o tratamento oncológico. Apesar de necessitar de cirurgia, trata-se de método rápido e que pode restaurar a função hormonal da paciente. Destaca-se, no entanto, que esse procedimento tem sido reservado para pré-púberes, que não estão na faixa etária do carcinoma de mama.[30,31]

A criopreservação de embriões é outro método possível. Apesar de ser a melhor maneira de preservar o potencial reprodutivo do casal (quando descongelados, os embriões apresentam taxas de sobrevivência de mais de 95%), ela envolve questões éticas e legais relacionadas, por exemplo, com a separação do casal ou morte de um dos cônjuges, devendo, por isso, ser indicada apenas em casos específicos.

Por causa desses fatores, o método mais utilizado é a criopreservação de oócitos, que tem resultados equiparados ao congelamento de embriões após o aperfeiçoamento nas técnicas de criopreservação (vitrificação).[32] Para coletar os oócitos, é necessário realizar a hiperestimulação ovariana controlada (HOC) com gonadotrofinas. Essa técnica é segura e rápida, além de apresentar protocolos específicos para o câncer de mama, não se justificando, portanto, ignorar os aspectos reprodutivos dessas pacientes.

São necessários cerca de 15 dias para todo o procedimento, já que pode-se iniciar a HOC em qualquer fase do ciclo, adquirindo a mesma quantidade e qualidade de oócitos, diferentemente de quando este método é utilizado apenas para fins reprodutivos (nesses casos, é necessário aguardar o terceiro dia do ciclo para iniciar o hiperestímulo, a fim de se obter um endométrio receptivo para o embrião).[33,34] O HOC é realizado, preferencialmente, logo após a cirurgia nos casos de tratamento sistêmico adjuvante e, no caso de neoadjuvância, deve-se individualizar a urgência de cada paciente para iniciar a terapia. Na maioria das pacientes, esse tempo não prejudicará o prognóstico.

A principal preocupação com relação à segurança desse método diz respeito ao aumento dos níveis de estradiol. Usualmente, durante a HOC, o estradiol pode alcançar níveis superiores a 2.000 pg/mL, sendo que este valor fica próximo de 300 pg/mL em um ciclo normal. Não está claro se essa elevação por um período tão curto impactaria no prognóstico da paciente, mas, mesmo assim, junto às gonadotrofinas, associa-se 5 mg de letrozol durante todo o hiperestímulo para diminuir o pico. Consegue-se, assim, uma redução drástica para cerca de 450 pg/mL, nível próximo ao de um ciclo natural.[35] No caso de pacientes com tumores luminais que serão estimuladas na presença do tumor, pode-se associar também 20 mg de tamoxifeno e 40 mg de heparina de baixo peso molecular ao letrozol, como profilaxia de trombose.[36]

Quando a maioria dos folículos atinge cerca de 20 mm, realiza-se o gatilho (*trigger*) com análogo agonista de GnRH com a finalidade de amadurecer os oócitos, que são aspirados 36 horas depois. Conforme exposto anteriormente, pode-se manter o análogo agonista de GnRH durante todo o tratamento quimioterápico para tentar diminuir o impacto dessas drogas nos ovários. Os oócitos maduros são, então, criopreservados, para serem utilizados após o tratamento.

No Centro de Referência da Saúde da Mulher Hospital Pérola Byington, onde este procedimento é realizado frequentemente, a média de oócitos congelados é de nove, o que oferece, de uma maneira geral, aproximadamente 40% de chance de uma gestação futura. Esse número de gametas criopreservados varia bastante de acordo com a resposta da paciente, sendo congelados mais de 30 em algumas mulheres, ou nenhum em outras.[37]

Não existe um tempo ideal depois do término do tratamento para que a paciente engravide. Cada caso deve ser avaliado em conjunto por oncologista, mastologista e especialista em reprodução humana, levando-se em consideração os custos e benefícios.

Considerações finais

É de extrema importância que as mulheres jovens que serão submetidas a tratamento oncológico recebam aconselhamento reprodutivo, para que conheçam os possíveis efeitos do tratamento sobre sua fertilidade e as possibilidades disponíveis para minimizá-los.

É importante que médicos e pacientes sejam corretamente informados sobre as medidas que a Medicina Reprodutiva dispõe para ajudar a manter a qualidade de vida de quem vai se submeter à terapia oncológica.

Referências bibliográficas

1. Instituto Nacional de Câncer. Estatísticas de câncer. Jun 2021. Disponível na Internet: http://www.inca.gov.br/numeros-de-cancer (28 jan 2022).
2. Banco de dados coletado no Centro de Referência da Saúde da Mulher, Hospital Pérola Byington, contendo pacientes de 2009 até 2020. Disponível na Internet: https://hospitalperola.com.br/ (8 mar. 2022).
3. Poorvu PD, Gelber SI, Zheng Y, Ruddy KJ, Tamimi RM, Peppercorn J et al. Pregnancy after breast cancer: Results from a prospective cohort of young women with breast cancer. Cancer. 2021;127(7):1021-8.
4. Dieci MV, Ghiotto C, Barbieri C, Griguolo G, Saccardi C, Gangemi M et al. Patterns of fertility preservation and pregnancy outcome after breast cancer at a large comprehensive cancer center. J Womens Health (Larchmt). 2019;28(4)544-50.28(4):544-50.
5. Srikanthan A, Amir E, Warner E. Does a dedicated program for young breast cancer patients affect the likelihood of fertility preservation discussion and referral? Breast. 2016;27:22-6.
6. Dinas KD. Impact of breast cancer treatment on fertility. Adv Exp Med Biol. 2020;1252:175-9.
7. Kenney LB, Laufer MR, Grant FD, Grier H, Diller L. High risk of infertility and long term gonadal damage in males treated with high dose cyclophosphamide for sarcoma during childhood. Cancer. 2001;91(3):613-21.
8. Jeelani R, Khan SN, Shaeib F, Kohan-Ghadr HR, Aldhaheri SR, Najafi T et al. Cyclophosphamide and acrolein induced oxidative stress leading to deterioration of metaphase II mouse oocyte quality. Free Radic Biol Med. 2017;110:11-8.
9. Maltaris T, Weigel M, Mueller A, Schmidt M, Seufert R, Fischl F et al. Cancer and fertility preservation: Fertility preservation in breast cancer patients. Breast Cancer Res. 2008;10(2):206.
10. Dow KH, Kuhn D. Fertility options in young breast cancer survivors: A review of the literature. Oncol Nurs Forum. 2004;31(3):E46-53.
11. Abdel-Razeq HN, Mansour RA, Ammar KS, Abdel-Razeq RH, Zureigat HY, Yousef LM et al. Amenorrhea, fertility preservation, and counseling among young women treated with anthracyclines and taxanes for early-stage breast cancer, a retrospective study. Medicine (Baltimore). 2020;99(11):e19566.
12. Soleimani R, Heytens E, Darzynkiewicz Z, Oktay K. Mechanisms of chemotherapy-induced human ovarian aging: Double strand DNA breaks and microvascular compromise. Aging (Albany NY). 2011;3(8):782-93.

13. Silva C, Rama ACR, Soares SR, Moura-Ramos M, Almeida-Santos T. Adverse reproductive health outcomes in a cohort of young women with breast cancer exposed to systemic treatments. J Ovarian Res. 2019;12(1):102.
14. Lambertini M, Peccatori FA, Demeestere I, Amant F, Wyns C, Stukenborg JB et al. Fertility preservation and post-treatment pregnancies in post-pubertal cancer patients: ESMO clinical practice guidelines. Ann Oncol. 2020;31(12):1664-78.
15. Ruddy KJ, Zheng Y, Tayob N, Hu J, Dang CT, Yardley DA et al. Chemotherapy-related amenorrhea (CRA) after adjuvant ado-trastuzumab emtansine (T-DM1) compared to paclitaxel in combination with trastuzumab (TH) (TBCRC033: ATEMPT Trial). Breast Cancer Res Treat. 2021;189(1):103-10.
16. Duma N, Lambertini M. It is time to talk about fertility and immunotherapy. Oncologist. 2020;25(4):277-8.
17. Poulet FM, Wolf J, Herzyk DJ, DeGeorge JJ. An evaluation of the impact of PD-1 pathway blockade on reproductive safety of therapeutic PD-1 inhibitors. Birth Defects Res B Dev Reprod Toxicol. 2016;107(2):108-19.
18. Winship AL, Griffiths M, Requesens CL, Sarma U, Phillips KA, Hutt KJ. The PARP inhibitor, olaparib, depletes the ovarian reserve in mice: Implications for fertility preservation. Hum Reprod. 2020;35(8):1864-74.
19. Catlin NR, Bowman CJ, Engel SM, Sacaan A, Thibault S, Lewis EM et al. Reproductive and developmental toxicity assessment of palbociclib, a CDK4/6 inhibitor, in Sprague-Dawley rats and New Zealand White rabbits. Reprod Toxicol. 2019;88:76-84.
20. Loubersac S, Dezellus A, Lefebvre T, Reignier A, Barriere P, Masson D et al. Evolution of serum anti-Müllerian hormone (AMH) level in young women treated with chemotherapy for breast cancer according to basal AMH level. Eur J Obstet Gynecol Reprod Biol. 2020;254:132-7.
21. Lambertini M, Olympios N, Lequesne J, Calbrix C, Fontanilles M, Loeb A et al. Impact of taxanes, endocrine therapy, and deleterious germline BRCA mutations on anti-müllerian hormone levels in early breast cancer patients treated with anthracycline- and cyclophosphamide-based chemotherapy. Front Oncol. 2019;9:575.
22. Ejlertsen B, Tuxen MK, Jakobsen EH, Jensen MB, Knoop AS, Hojris I et al. Adjuvant cyclophosphamide and docetaxel with or without epirubicin for early TOP2A: Normal breast cancer – DBCG 07-READ, an open-label, phase III, randomized trial. J Clin Oncol. 2017;35(23):2639-46.
23. Dillon KE, Sammel MD, Prewitt M, Ginsberg JP, Walker D, Mersereau JE et al. Pretreatment antimüllerian hormone levels determine rate of posttherapy ovarian reserve recovery: Acute changes in ovarian reserve during and after chemotherapy. Fertil Steril. 2013;99(2):477-83.
24. Silva C, Caramelo O, Almeida-Santos T, Rama ACR. Factors associated with ovarian function recovery after chemotherapy for breast cancer: A systematic review and meta-analysis. Hum Reprod. 2016;31(12):2737-49.
25. Zavos A, Valachis A. Risk of chemotherapy-induced amenorrhea in patients with breast cancer: A systematic review and meta-analysis. Acta Oncol. 2016;55(6):664-70.
26. Turan V, Lambertini M, Lee DY, Wang E, Clatot F, Karlan BY et al. Association of germline BRCA pathogenic variants with diminished ovarian reserve: A meta-analysis of individual patient-level data. J Clin Oncol. 2021;39(18):2016-24.
27. Martelli V, Latoca MM, Ruelle T, Perachino M, Arecco L, Beshiri K et al. Comparing the gonadotoxicity of multiple breast cancer regimens: Important understanding for managing breast cancer in pre-menopausal women. Breast Cancer (Dove Med Press). 2021;13:341-51.
28. Yang B, Shi W, Yang J, Liu H, Zhao H, Li X et al. Concurrent treatment with gonadotropin-releasing hormone agonists for chemotherapy-induced ovarian damage in premenopausal women with breast cancer: A meta-analysis of randomized controlled trials. Breast. 2013;22(2):150-7.

29. Bedaiwy MA, Abou-Setta AM, Desai N, Hurd W, Starks D, El-Nashar SA et al. Gonadotropin-releasing hormone analog cotreatment for preservation of ovarian function during gonadotoxic chemotherapy: A systematic review and meta-analysis. Fertil Steril. 2011;95(3):906-14.e1-4.
30. Arav A, Patrizio P. Techniques of cryopreservation for ovarian tissue and whole ovary. Clin Med Insights Reprod Health. 2019;13: 1179558119884945.
31. Poirot C, Brugieres L, Yakouben K, Prades-Borio M, Marzouk F, Lambert G et al. Ovarian tissue cryopreservation for fertility preservation in 418 girls and adolescents up to 15 years of age facing highly gonadotoxic treatment: Twenty years of experience at a single center. Acta Obstet Gynecol Scand. 2019;98(5):630-7.
32. Talreja D, Gupta C, Pa HD, Pashetkar N. Oocyte vitrification: A comparative analysis between fresh and cryopreserved oocytes in an oocyte donation program. Fertil Reprod. 2020;2(1):1-5.
33. Baerwald A, Pierson R. Ovarian follicular waves during the menstrual cycle: Physiologic insights into novel approaches for ovarian stimulation. Fertil Steril. 2020;114(3):443-57.
34. Alexander VM, Martin CE, Schelble AP, Laufer AB, Hardi A, McKenzie LJ et al. Ovarian stimulation for fertility preservation in women with cancer: A systematic review and meta-analysis comparing random and conventional starts. J Gynecol Obstet Hum Reprod. 2021;50(8):102080.
35. Ferreiro E, Uralde BL, Abreu R, García-Velasco JA, Muñoz E. Aromatase inhibitors for ovarian stimulation in patients with breast cancer. Curr Drug Targets. 2020;21(9):910-21.
36. Cavagna F, Pontes A, Cavagna M, Dzik A, Donadio NF. Nagai MT et al. A specific controlled ovarian stimulation (COS) protocol for fertility preservation in women with breast cancer undergoing neoadjuvant chemotherapy. Contemp Oncol (Pozn). 2017;21(4):290-4.
37. Cobo A, García-Velasco JA, Coello A, Domingo J, Pellicer A. Oocyte vitrification as an efficient option for elective fertility preservation. Fertil Steril. 2016;105(3):755-64.e8.

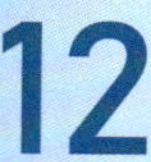

12

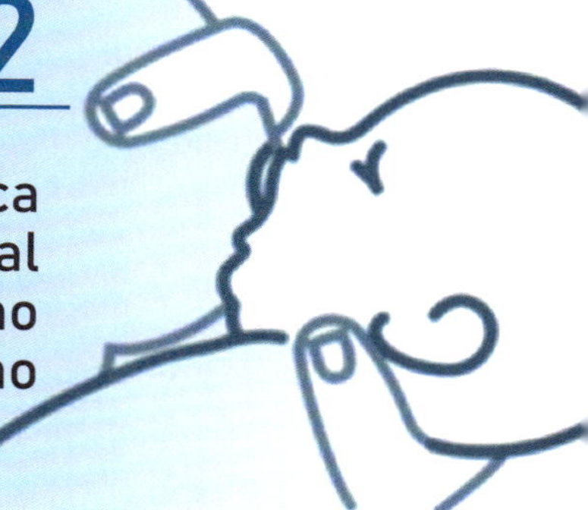

Impacto da Intervenção Cirúrgica e Tratamento Locorregional do Câncer de Mama no Aleitamento Materno

Mayka Volpato dos Santos Vello
Fábio Francisco Oliveira Rodrigues

Introdução

Os esforços empreendidos pelas mulheres para iniciar e manter a amamentação exclusiva são exaustivos e persistentes, por vezes mobilizando questionamentos sobre a capacidade da mulher de exercer o papel materno na amamentação. A lactante sofre, nesse período, inúmeras cobranças pessoais e sociais, além das dificuldades que por si só são pertinentes ao processo.

É cada vez maior também em nossa sociedade o número de mulheres submetidas à cirurgia da mama, com taxas reduzidas de aleitamento materno. Essa situação enfatiza a importância do apoio e do incentivo à amamentação, uma vez que essas mulheres podem ter maior probabilidade de desistir e realizar o desmame precoce.

É muito importante, portanto, ter ciência do impacto da cirurgia prévia na lactação para que seja possível oferecer a melhor opção cirúrgica às mulheres que sonham amamentar.

É fato que a intervenção cirúrgica mamária, estética ou não, promove diversos graus de fibrose cicatricial, que interferem não só na produção, mas também no fluxo lácteo, facilitando diversos graus de estase, ingurgitamento obstrutivo e mastite. Existe, portanto, a necessidade de informar todas as pacientes que procuram por cirurgia mamária quanto às possíveis complicações e ao potencial de risco com relação à lactação.

Estima-se que cerca de 20% a 90% das pacientes submetidas à mamoplastias redutoras estéticas ou oncoplásticas apresentam incapacidade para amamentar em diferentes graus e, na prática, observa-se a necessidade de suplementação ao aleitamento em bebês de mães submetidas a qualquer intervenção cirúrgica.[1]

Isso ocorre porque as cirurgias mamárias podem envolver grandes incisões, dissecção de retalhos e mobilização do complexo areolopapilar, ocasionando lesão de ductos e alvéolos, além da remoção de parênquima funcionante. Os procedimentos menores, que não envolvem a reconstrução do complexo areolopapilar, e as técnicas que mantêm intacta a coluna do parênquima subareolar até a fáscia muscular parecem proporcionar maior probabilidade de sucesso na amamentação, com produção láctea menos prejudicada.

Com relação às complicações pós-operatórias em que há hematomas e/ou infecção, as consequências são imprevisíveis quando o assunto é aleitamento.

Cirurgia estética

O Brasil é um dos líderes mundiais em número de procedimentos de cirurgia plástica realizados anualmente e a cirurgia para aumento das mamas tem sido um dos procedimentos mais comumente realizados, totalizando mais de 200 mil cirurgias por ano, segundo a Sociedade Brasileira de Cirurgia Plástica.[2]

De maneira geral, as cirurgias estéticas são realizadas em mulheres que ainda não se incomodam com a amamentação e poucas pacientes em idade fértil solicitam informações sobre aleitamento antes de serem operadas, mas os cirurgiões também não fornecem essas informações de forma sistemática.

Mamoplastia de aumento

Quando se fala sobre a mamoplastia de aumento com prótese, muitos médicos acreditam que a incisão inframamária não muda o curso do aleitamento, mas a verdade é que a produção de leite pode ser insuficiente independentemente da incisão.

Durante a gestação, as mamas aumentam de volume preparando-se para lactar e é possível observar o crescimento do mamilo e da aréola, a proliferação e a especialização de ductos lactíferos e do sistema glandular, e o crescimento de alvéolos, lóbulos e lobos.

A presença da prótese acaba por impactar negativamente esse processo de expansão da mama porque a distensão promovida pelo implante tem um efeito inibidor da síntese de leite e, portanto, a paciente terá maior dificuldade de manter o aleitamento exclusivo em razão da produção diminuída.[1,3,4] Ademais, durante a inserção da prótese, ocorrem lesão ductal em todo o trajeto do parênquima, além da fibrose cicatricial e obstrução de ductos. A incisão axilar, em razão da distância percorrida até a loja da prótese, parece ser mais agressiva nesse sentido, mas quando comparadas parece não haver diferença entre as incisões axilar, periareolar e inframária.[5]

Considerando-se esse fator, a incisão inframamária mostra-se mais interessante, pois aparentemente é a menos invasiva e fica mais distante do complexo areolopapilar. Com relação à localização da prótese, a maioria das citações bibliográficas relata que as pacientes com implante retroglandular têm dificuldade muito maior para amamentar quando comparadas às pacientes com implantes retromusculares. Não parece haver diferença associada à forma ou ao tipo de implante.[6]

Mamoplastia redutora e setorectomia

Na mamoplastia redutora, quando há a remoção de parênquima somente do polo inferior da mama com preservação da coluna central, não costuma haver tanto impacto sobre a produção do leite, já que nessa área existem menos unidades produtoras de leite se comparada aos demais quadrantes. Observa-se, no entanto, uma hipogalactia acentuada quando a remoção inclui os quadrantes central e superiores. As técnicas que mantêm intacta a coluna do parênquima subareolar até a fáscia muscular parecem proporcionar maior probabilidade de sucesso na amamentação. Em 2017, uma grande revisão sistemática de mamoplastia redutora incluiu 1.212 estudos e 31 técnicas cirúrgicas. A taxa de sucesso para o aleitamento foi de 4% para técnicas sem preservação da coluna do parênquima subareolar em comparação com 75% para técnicas com preservação parcial e 100% para técnicas com preservação total, demonstrando o impacto na lactação e a importância de o cirurgião esclarecer no pré-operatório os riscos da intervenção.[5]

Oncoplástica

Diversas opções cirúrgicas de mamoplastias estéticas e oncoplásticas podem ser empregadas, considerando-se as relações anatômicas entre parênquima mamário e suprimento vascular, com o objetivo de manter a viabilidade tanto do complexo areolopapilar como do envelope cutâneo residual pós-operatório.

Técnicas específicas podem ser usadas, ainda, para tentar maximizar a capacidade de amamentar. As técnicas pediculadas, por exemplo, permitem deixar uma quantidade adequada de parênquima com ductos intactos para possibilitar a futura amamentação e preservar a sensibilidade do mamilo. As principais técnicas cirúrgicas empregadas são:

- Pedículo inferior: mais comumente usado em razão de sua versatilidade diante dos diversos tamanhos de mama e sua reprodutibilidade; baseado, em geral, na ressecção tipo *Wise pattern* em pele e tecido mamário com a confecção do retalho em forma semelhante à pirâmide, com vascularização abundante proveniente de ramos terminais da artéria torácica lateral, perfurantes da artéria mamaria interna do 4º ao 7º espaços intercostais, ramos musculocutâneo da artéria toracoacromial.
- Pedículo superomedial: técnica também usada, sendo a vascularização do complexo areolopapilar mantida pelos ramos perfurantes da artéria mamária interna, principalmente do 2º, 3º e 4º espaços intercostais.

- Pedículo superior: técnica onde o complexo areolopapilar tem sua vascularização mantida pela artéria torácica lateral e ramos perfurantes da artéria mamária interna, principalmente do 2º, 3º e 4º espaços intercostais.
- Pedículo central: o complexo areolo-papilar mantém sua vascularização pelo complexo vascular formado pelas artérias torácica interna (principalmente o ramo do 2º espaço intercostal), torácica lateral e intercostais.
- Pedículo lateral: técnica pouco empregada em função de sua pouca versatilidade; seu suprimento vascular advém, basicamente, dos ramos da artéria torácica lateral.
- Pedículo medial: basicamente o suprimento vascular do complexo areolopapilar é mantido por ramos da artéria torácica interna.

As técnicas de pedículo central e inferior, que preservam o parênquima mamário abundante sob o mamilo, são melhores para as mulheres interessadas em amamentar.

A única situação na qual a intervenção cirúrgica na mama impossibilita completamente a amamentação e promove a perda da sensação tátil é aquela em que se utiliza o enxerto livre de papila em que ocorre a secção completa do tecido mamário subjacente e, por conseguinte, a interrupção total da afluência dos ductos principais na papila.

Incisões periareolares, de modo geral, não afetam a capacidade de amamentação, porém, em determinadas situações, podem lesionar as terminações ductais papilares quando há necessidade de exérese parcial do tecido em região retroareolar.

Impacto do tratamento locorregional no aleitamento

É fato que qualquer intervenção cirúrgica na mama tem um impacto negativo na amamentação. Na associação de uma intervenção cirúrgica com o tratamento radioterápico e quimioterápico, então, as dificuldades serão mais evidentes. Amamentar é viável, mas também será um desafio.[6]

A radioterapia promove fibrose e atrofia dos lóbulos, entre outras alterações, sendo esperado, portanto, que a mama tratada tenha produção de leite diminuída em comparação com a mama normal. Observa-se, na prática, que as pacientes submetidas à radioterapia torácica para outras doenças, como linfoma, conseguem amamentar sem dificuldades na maioria das vezes.[7]

Dessa forma, é possível concluir que a ausência de produção de leite em algumas mamas operadas e irradiadas é causada pela combinação de fatores, como cirurgia extensa com manipulação do complexo areolopapilar, tipo e dose da radioterapia e intervalo entre o tratamento e a lactação.[8]

Capacidade da mama tratada de lactar

Embora existam poucas diretrizes clínicas para orientar os profissionais de Saúde no manejo da lactação após o tratamento do câncer de mama, apoiar a amamentação é uma prioridade de saúde global. Isso ocorre, entre outros motivos, porque ainda há várias lacunas significativas no conhecimento necessário para essa priorização.

Apesar de haver pouca literatura disponível, acredita-se que a amamentação é possível até mesmo pelo lado afetado após a irradiação em 50% dos casos. Sabe-se, no entanto, que o volume de produção de leite costuma ser reduzido em uma proporção significativa, a depender de fatores como dosagem e tipo de radiação, questões sociais e fatores psicológicos.[9]

Uma revisão de banco de dados de mais de 3 mil pacientes tratadas que se submeteram à terapia conservadora da mama e, subsequentemente, tiveram gestações a termo mostra que, entre as pacientes estudadas, 18,2% escolheram a suspensão farmacológica da lactação e que entre as restantes a lactação ocorreu em 55,6%, não ocorreu em 38,9% e foi desconhecida para 5,5%. O volume foi relatado como significativamente diminuído em 80% das mulheres.[9]

Outra revisão, realizada por meio de um inquérito da American Society for Radiation Oncology, que incluiu 53 mulheres, mostrou que 34% delas foram capazes de apresentar alguma forma de lactação na mama irradiada e 24,5% conseguiram amamentar com sucesso na mama envolvida.[10]

Considerações finais

Os médicos têm uma grande responsabilidade diante das mulheres que têm a gravidez e a lactação como projeto e sonho a ser realizado. Por conta disso, é fundamental que se solicite o preenchimento de um termo de consentimento livre e esclarecido para as pacientes jovens sobre o impacto de qualquer intervenção mamária, estética ou não.

As intercorrências esperadas incluem: hipogalactia, baixo fluxo lácteo, ingurgitamento obstrutivo, traumas e fissuras mamilares. Considerando esses fatores, deve-se propor as opções de tratamento cirúrgico que têm menor impacto na lactação, pois esse é o único fator modificável no curso do aleitamento das mulheres que têm desejo de engravidar e amamentar.

Diante de um diagnóstico de câncer de mama na mulher em idade reprodutiva, é necessário realizar um planejamento cirúrgico com os cuidados para preservação da lactação de ambas as mamas. Preservar a funcionalidade da mama para as mulheres desejosas de engravidar traz esperança e a sensação de ter uma vida normal após o tratamento do câncer de mama.

Na mama a ser tratada, o tratamento mais conservador possível deve ser empregado com incisões na projeção do tumor, evitando-se manipulações do complexo areolopapilar e do quadrante central, se possível.

Com relação à mama contralateral, a simetrização em um tempo posterior à lactação deve ser discutida, já que, no mesmo tempo cirúrgico, a mama saudável provavelmente tenderia a uma produção diminuída, além de lesão ductal e suas consequências.

Referências bibliográficas

1. Kraut RY, Brown E, Korownyk C, Katz LS, Vandermeer B, Babenko O et al. The impact of breast reduction surgery on breastfeeding: Systematic review of observational studies. PLoS One. 2017;12(10):e0186591.
2. Charles-de-Sá L, Gontijo-de-Amorim NF, Albelaez JP, Leal PR. Perfil da cirurgia de aumento de mama no Brasil. Rev Bras Cir Plástica. 2019;34(2):174-86.
3. Filiciani S, Siemienczuk GF, Nardín JM, Cappio B, Albertengo AC, Nozzi G et al. Cohort study to assess the impact of breast implants on breastfeeding. Plast Reconstr Surg. 2016;138(6):1152-9.
4. Bompy L, Gerenton B, Cristofari S, Stivala A, Moris V, See LA et al. Impact on breastfeeding according to implant features in breast augmentation: A multicentric retrospective study. Ann Plast Surg. 2019;82(1):11-4.
5. Kraut RY, Brown E, Korownyk C, Katz LS, Vandermeer B, Babenko O et al. The impact of breast reduction surgery on breastfeeding: Systematic review of observational studies. PLoS One. 2017;12(10):e0186591.
6. Bompy L, Gerenton B, Cristofari S, Stivala A, Moris V, See LA et al. Impact on breastfeeding according to implant features in breast augmentation: A multicentric retrospective study. Ann Plast Surg. 2019;82(1):11-4.
7. McCullough L, Ng A, Najita J, Janov A, Henderson T, Mauch P et al. Breastfeeding in survivors of Hodgkin lymphoma treated with chest radiotherapy. Cancer. 2010;116(20):4866-71.
8. Bhurosy T, Niu Z, Heckman CJ. Breastfeeding is possible: A systematic review on the feasibility and challenges of breastfeeding among breast cancer survivors of reproductive age. Ann Surg Oncol. 2021;28(7):3723-35.
9. Moran MS, Colasanto JM, Haffty BG, Wilson LD, Lund MW, Higgins SA. Effects of breast-conserving therapy on lactation after pregnancy. Cancer J. 2005;11(5):399-403.
10. Tralins AH. Lactation after conservative breast surgery combined with radiation therapy. Am J Clin Oncol Cancer Clin Trials. 1995;18(1):40-3.

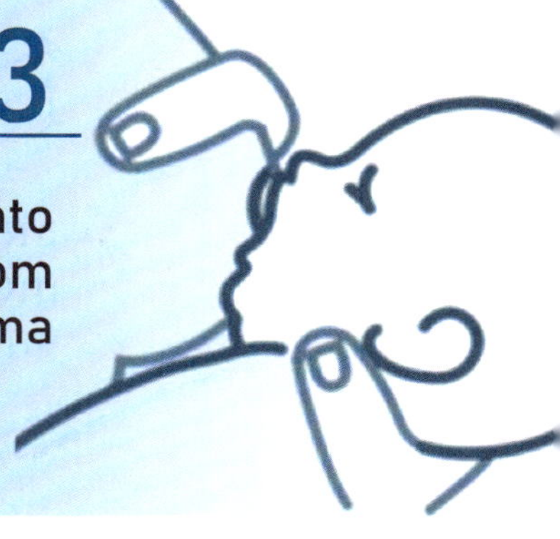

13

Segurança e Planejamento da Gestação na Paciente com Antecedente de Câncer de Mama

Mayka Volpato dos Santos Vello

Introdução

Cerca de 7% de todos os cânceres de mama são diagnosticados em mulheres com menos de 40 anos de idade[1] e, em decorrência do fato de serem muito jovens, algumas dessas mulheres ainda planejam engravidar e amamentar.

Um dos mais fortes preditores de emoções e bem-estar em sobreviventes do câncer de mama, além de função sexual e aparência, é se sentir saudável o suficiente para ser mãe. A maternidade pode representar normalidade, felicidade e realização de um projeto, além de um estímulo para viver. Ter um propósito de vida diante de outra vida é um fator positivo no enfrentamento de uma doença.

Deve-se pensar, portanto, não apenas nos benefícios do tratamento com relação a recorrência e sobrevida, mas também nos riscos potenciais com relação à fertilidade, menopausa prematura, disfunção sexual e imagem corporal.

O tratamento oncológico nas mulheres jovens pode ser prolongado, com protocolos extensos, como nos casos de uso de anticorpos monoclonais para tratamento dos tumores Her2+, e na supressão ovariana por até 10 anos, nos casos dos tumores com receptores hormonais positivos (RH+), entre outros. Como consequência, ocorre um atraso nos planos da maternidade, com implicações físicas e emocionais. Se os médicos envolvidos no tratamento não traçarem um planejamento de preservação da fertilidade, estarão tirando a possibilidade de essas mulheres realizarem o sonho da maternidade, bem como da amamentação.

A consulta antecipada com um especialista em preservação de fertilidade e o aconselhamento ativo são opções válidas e devem ser encorajadas como parte integrante do tratamento, segundo diretrizes como as da *European Society of Oncology* (ESO) em conjunto com a *European Society for Medical Oncology* (ESMO) para tratamento do câncer de mama em mulheres jovens.[2]

O uso de análogo do hormônio liberador de gonadotrofina (GnRH; do inglês, *gonadotropin-releasing hormone*) durante a quimioterapia deve ser discutido e proposto para preservar a função ovariana e a fertilidade.

Outra opção para o planejamento da gestação futura é o congelamento de gametas ou embriões antes do tratamento quimioterápico. Dessa maneira, a maternidade pode ser exercida em qualquer idade da vida da mulher, respeitando-se um intervalo seguro entre o tratamento oncológico e a gestação. É possível, ainda, realizar a seleção de embriões sem mutações relacionadas com o câncer e garantir uma gestação sem riscos de transmissão de genes mutados.

Em 2020, uma publicação que incluiu 30 centros de pesquisa em vários continentes teve como objetivo avaliar a taxa de gestação e sobrevida livre de doença entre pacientes que engravidaram ou não após câncer de mama, além dos desfechos ginecológicos e de sobrevida global. Observou-se que as pacientes com mutação de *BRCA*, principalmente *BRCA-1*, parecem ter menor reserva ovariana por conta da dosagem de hormônio antimülleriano.[3] Nessa população, portanto, deve-se orientar sobre a importância de uma gestação precoce em função da reserva ovariana e também da necessidade de realização de salpingectomia ou salpingooforectomia profilática dependendo da idade da paciente.

Segurança da gestação após o câncer de mama

Cada vez mais, os médicos se deparam com mulheres grávidas anos após o diagnóstico de câncer de mama, situação há algum tempo considerada perigosa para a mãe. Os dados mostram, entretanto, que o prognóstico definitivamente não é pior[1,4] e que quanto maior for o intervalo entre o término do tratamento e a gestação, maior será a segurança. Deve-se destacar que existe uma tendência a incentivar a gestação só nas pacientes de melhor prognóstico, denominada *healthy mother bias*,[5] que pode fazer com que somente as mulheres que são saudáveis deem à luz e aquelas que são afetadas pela doença, não, o que se denomina *healthy mother effect*.[6] A literatura fornece, no entanto, várias evidências tranquilizadoras sobre a segurança da gestação em mulheres que tiveram câncer de mama. O desejo das pacientes pela gravidez deve ser considerado um componente crucial de seu plano de cuidados de sobrevivência, de acordo com uma revisão sistemática e metanálise recente publicada no *Journal of Clinical Oncology*.[4]

Tópicos como o intervalo de tempo seguro entre o tratamento do câncer de mama e a gravidez, métodos anticoncepcionais após o câncer de mama, aconselhamento sobre gravidez e como acompanhar a paciente com câncer de mama são assuntos dinâmicos, com atualizações frequentes nas diretrizes internacionais de condutas.

Assim, a segurança da gravidez após o tratamento do câncer de mama tem sido amplamente estudada e, de fato, a literatura, atualmente, demonstra que a sobrevida geral e livre de doença em sobreviventes de câncer de mama com gravidez subsequente não é menor do que aquelas que não engravidaram após o tratamento.[5]

Além disso, quando se analisam os tratamentos adjuvantes (quimioterapia, terapia endócrina e anticorpo monoclonal anti-Her2), observam-se desfechos obstétricos ou neonatais comparáveis à população global e, portanto, pode-se afirmar que os dados para aconselhamento de gravidez após câncer de mama são tranquilizadores.[7]

Tanto análises retrospectivas quanto de base populacional apoiam a segurança da gravidez e da amamentação após o câncer de mama em mulheres com baixo risco de recorrência;[4] no entanto, é importante destacar que não há evidência direta sobre os riscos de interromper o tratamento hormonal dentro dos 5 anos ou até 10 anos de terapia endócrina.

Após extensa discussão por meio da colaboração BIG-NABCG, o grande ensaio internacional POSITIVE foi estabelecido para produzir evidências claras sobre a segurança de interromper a hormonoterapia. As mulheres estão fazendo uma pausa de 3 meses no tratamento antes de tentarem engravidar e interrompendo o tratamento por até 2 anos para permitir a concepção, o parto e a amamentação (ou potencial falha em conceber). A terapia endócrina será reiniciada depois. Até o final de dezembro de 2018, 339 mulheres com câncer de mama precoce com receptores hormonais positivos foram recrutadas para o POSITIVE em 20 países e 57 bebês saudáveis haviam nascido. As mulheres serão acompanhadas por 10 anos após a inscrição e os resultados iniciais são esperados nos próximos anos. Serão apresentados alguns resultados preliminares em 2022 e o estudo está programado para encerrar em 2028.[8] O objetivo é trazer evidência sugerindo que a gravidez após o câncer de mama não aumenta o risco da mulher de desenvolver uma recorrência do câncer de mama. Além disso, irá avaliar também o aumento do risco de complicações no parto ou para o recém-nascido, além de informações relacionados com a fertilidade, gravidez e biologia do câncer de mama em mulheres jovens.[9]

Apesar da vasta quantidade de dados publicados de estudos observacionais sobre associações de fatores reprodutivos e risco de câncer de mama, há relativamente poucos estudos publicados sobre associações específicas para a paciente com antecedente de câncer de mama.

O intervalo de tempo seguro entre o tratamento do câncer de mama e a gravidez é desconhecido, ainda mais considerando-se que o termo "tempo seguro" deveria, idealmente, representar a ausência de risco adicional de recorrência ou morte específica do câncer de mama.

Várias publicações avaliam esse aspecto e têm observado que a gravidez precoce pode estar associada a uma maior mortalidade entre as pacientes.[10-13]

De modo geral, as pacientes são aconselhadas a esperar pelo menos 2 anos após o fim da terapia para engravidar. Uma possível razão para essa recomendação é a suposição de que a maior recorrência local e o maior risco de morte específico do câncer são observados durante os primeiros 2 anos após o diagnóstico.[2]

Nas mulheres que tiveram câncer de mama, além da insegurança de uma possível recorrência do tumor após a gestação, é comum o temor de que seu tratamento terá um impacto adverso na prole concebida. Estudos incluindo milhares de descendentes de mulheres que tiveram câncer de mama e foram tratadas com quimioterapia e radioterapia não mostraram aumento do risco de distúrbios genéticos ou síndromes cromossômicas em sua prole.[4] Por outro lado, estudo de registro de nascimento de mais de 2,3 milhões de nascimentos em mulheres com histórico de câncer de mama mostrou um risco aumentado de parto prematuro, baixo peso ao nascer e recém-nascido pequeno para a idade gestacional.[15,16] A recomendação de um intervalo maior entre término do tratamento e gestação é um fator capaz de reduzir esses riscos.[17]

A gravidez após câncer de mama em pacientes com mutações de *BRCA* da linha germinativa também é segura, sem aparente piora do prognóstico materno, e está associada a desfechos fetais favoráveis.[1218]

Segurança da amamentação após câncer de mama

Conforme descrito anteriormente, as alterações hormonais associadas à gravidez parecem ter pouca influência no prognóstico do câncer de mama e as evidências disponíveis são limitadas, mas sugerem que a amamentação é também viável e segura após o câncer de mama. A segurança oncológica da amamentação permanece em aberto para mais pesquisas e conclusões, principalmente nos casos de pós-câncer recente. Sabe-se que o principal hormônio envolvido na produção láctea é a prolactina, que é mitogênica nas células-tronco mamárias e, por isso, pode estar relacionada com possível ativação de células cancerígenas na mama.[19-22]

Com relação à amamentação e ao risco de câncer de mama pelo *status* do receptor, uma revisão sistemática e metanálise contemplou 27 estudos distintos (8 coortes e 19 caso-controle), com um total de 36.881 casos de câncer de mama. No geral, os estudos de coorte não evidenciaram associação significativa entre amamentação e câncer de mama com receptores hormonais positivos embora um e dois estudos (de quatro e sete estudos, respectivamente) tenham mostrado uma associação inversa, ou seja, um efeito protetor da amamentação contra o câncer de mama triplo-negativo, que é mais comum em mulheres mais jovens e, geralmente, tem um prognóstico pior do que outros subtipos de câncer de mama.[23]

Considerações finais

Diante do diagnóstico de câncer de mama em uma paciente jovem, deve-se traçar o tratamento oncológico paralelamente ao planejamento familiar e reprodutivo.[2] Os médicos têm uma grande responsabilidade diante de mulheres que têm a gravidez e a lactação como um projeto e um sonho a ser realizado.

De acordo com as últimas diretrizes internacionais,[2] pode-se incentivar a gestação após 2 anos do término do tratamento. Em breve, haverá mais dados disponíveis sobre a segurança de interromper a hormonoterapia para gestação e aleitamento e retornar com o tratamento, dando às pacientes a oportunidade de gestar, principalmente aquelas que não têm acesso à reprodução assistida.

Aparentemente, a amamentação é segura e pode ser incentivada nessa população, pois gera satisfação e a sensação do dever cumprido no exercício da maternidade.

Referências bibliográficas

1. Peccatori F, Zucchetti B, Bellenttini G, Pisanelli G, Notarangelo M. Lactation during and after breast cancer. In: Alipour S, Omranipour R. Diseases of the breast during pregnancy and lactation. Italy: Springer, Cham; 2020:159-63.
2. Paluch-Shimon S, Cardoso F, Partridge AH, Abulkhair O, Azim Jr HA, Bianchi-Micheli G et al. ESO-ESMO 4th International Consensus guidelines for breast cancer in young women (BCY4). Ann Oncol. 2020;31(6):674-96.
3. Lambertini M, Ameye L, Hamy AS, Zingarello A, Poorvu PD, Carrasco E et al. Pregnancy after breast cancer in patients with germline BRCA mutations. J Clin Oncol. 2020;38(26):3012-23.
4. Lambertini M, Blondeaux E, Bruzzone M, Perachino M, Anderson RA, Azambuja E et al. Pregnancy after breast cancer: A systematic review and meta-analysis. J Clin Oncol. 2021;39(29):3293-305.
5. Azim Jr HA, Santoro L, Pavlidis N, Gelber S, Kroman N, Azim H et al. Safety of pregnancy following breast cancer diagnosis: A meta-analysis of 14 studies. Eur J Cancer. 2011;47(1):74-83.
6. Shankila R, Heinavaara S, Hakulinen T. Survival of breast cancer patients after subsequent therm pregnancy: "Healthy mother effect". Am J Obstet Gynecol. 1994;170(3):818-23.
7. Labrosse J, Lecourt A, Hours A, Sebbag C, Toussaint A, Laas E et al. Time to pregnancy, obstetrical and neonatal outcomes after breast cancer: A study from the maternity network for young breast cancer patients. Cancers (Basel). 2021;13(5):1070.
8. van der Kooi ALF, Brewster DH, Wood R, Nowell S, Fischbacher C, van den Heuvel-Eibrink MM et al. Pregnancy and perinatal risks in female cancer survivors: A population-based analysis. PLoS One. 2018;23(8):e0202805.
9. Lambertini M, Kroman N, Ameye L, Cordoba O, Pinto A, Benedetti G et al. Safety of pregnancy in patients (pts) with history of estrogen receptor positive (ER+) breast cancer (BC): Long-term follow-up analysis from a multicenter study. J Clin Oncol. 2017;35(18 Suppl).
10. Iqbal J, Amir E, Rochon PA, Giannakeas V, Sun P, Narod SA. Association of the timing of pregnancy with survival in women with breast cancer. JAMA Oncol. 2017;3(5):659-65.
11. Shao C, Yu Z, Xiao J, Liu L, Hong F, Zhang Y et al. Prognosis of pregnancy-associated breast cancer: A meta-analysis. BMC Cancer. 2020;20(1):746.
12. Chuang SC, Lin CH, Lu YS, Hsiung CA. Association of pregnancy and mortality in women diagnosed with breast cancer: A nationwide population based study in Taiwan. Int J Cancer. 2018;143(10):2416-24.
13. Hartman EK, Eslick GD. The prognosis of women diagnosed with breast cancer before, during and after pregnancy: A meta-analysis. Breast Cancer Res Treat. 2016;160(2):347-60.
14. Signorello LB, Mulvihill JJ, Green DM, Munro HM, Stovall M, Weathers RE et al. Stillbirth and neonatal death in relation to radiation exposure before conception: A retrospective cohort study. Lancet. 2010;376(9741):624-30.
15. D'Ambrosio V, Vena F, di Mascio D, Faralli I, Musacchio L, Boccherini C et al. Obstetrical outcomes in women with history of breast cancer: A systematic review and meta-analysis. Breast Cancer Res Treat. 2019;178(3):485-92.
16. Mueller BA, Chow EJ, Kamineni A, Daling JR, Fraser A, Wiggins CL et al. Pregnancy outcomes in female childhood and adolescent cancer survivors: A linked cancer-birth registry analysis. Arch Pediatr Adolesc Med. 2009;163(10):879-86.
17. Hartnett KP, Mertens AC, Kramer MR, Lash TL, Spencer JB, Ward KC et al. Pregnancy after cancer: Does timing of conception affect infant health? Cancer. 2018;124(22):4401-7.
18. Lambertini M, Santoro L, Del Mastro L, Nguyen B, Livraghi L, Ugolini D et al. Reproductive behaviors and risk of developing breast cancer according to tumor subtype: A systematic review and meta-analysis of epidemiological studies. Cancer Treat Rev. 2016;49:65-76.
19. O'Leary KA, Shea MP, Salituro S, Blohm CE, Schuler LA. Prolactin alters the mammary epithelial hierarchy, increasing progenitors and facilitating ovarian steroid action. Stem Cell Reports. 2017;9(4):1167-79.

20. Wang M, Wu X, Chai F, Zhang Y, Jiang J. Plasma prolactin and breast cancer risk: A meta-analysis. Sci Rep. 2016;6:25998.
21. Carver KC, Piazza TM, Schuler LA. Prolactin enhances insulin-like growth factor I receptor phosphorylation by decreasing its association with the tyrosine phosphatase SHP-2 in MCF-7 breast cancer cells. J Biol Chem. 2010;285(11):8003-12.
22. Johnson HM, Mitchell KB; Academy of Breastfeeding Medicine. ABM Clinical Protocol #34: Breast cancer and breastfeeding. Breastfeed Med. 2020;15(7):429-34.
23. Islami F, Liu Y, Jemal A, Zhou J, Weiderpass E, Colditz G et al. Breastfeeding and breast cancer risk by receptor status: A systematic review and meta-analysis. Ann Oncol. 2015;26(12):2398-407.

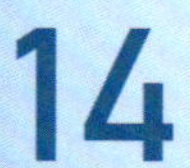

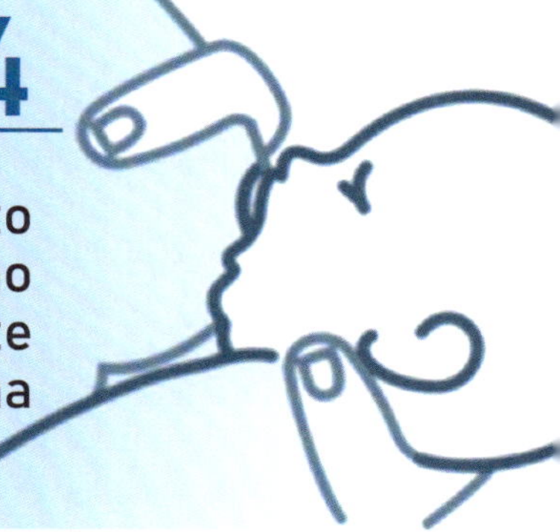

14 Pré-natal e Planejamento do Aleitamento Materno da Paciente com Antecedente de Câncer de Mama

Mayka Volpato dos Santos Vello

Introdução

Nas pacientes que passaram por tratamento para o câncer de mama, o medo de uma possível recorrência do tumor durante e após a gestação é bastante frequente. Os profissionais de saúde que as acompanham, como obstetras, oncologistas e mastologistas, devem tranquilizá-las para planejarem a maternidade de forma mais leve, pois análises retrospectivas e de base populacional apoiam a segurança da gravidez e da amamentação após o câncer de mama em mulheres com baixo risco de recorrência.[1-3] Essa recomendação também se aplica às pacientes com mutações *BRCA* da linha germinativa, nas quais a gestação é segura, sem aparente piora do prognóstico materno, e está associada a desfechos fetais favoráveis.[4]

Além da insegurança com a possibilidade de recidiva, essas mulheres temem que seu tratamento prévio tenha um impacto adverso na prole a ser concebida. Estudos incluindo milhares de descendentes de mulheres após o tratamento do câncer de mama com quimioterapia e radioterapia, no entanto, não mostraram aumento do risco de distúrbios genéticos ou síndromes cromossômicas nessa prole.[3,5] Por outro lado, mulheres com histórico de câncer de mama têm um risco aumentado de parto prematuro, baixo peso ao nascer e recém-nascido pequeno para a idade gestacional.[3,6,7] Um intervalo maior entre término do tratamento e gestação tem potencial de reduzir esses riscos.[8] Os obstetras devem estar cientes dessas possibilidades e realizar a avaliação de vitalidade fetal com intervalo reduzido, buscando minimizar intercorrências obstétricas.

Além da anamnese direcionada para a gestação, é de extrema importância que o profissional saiba como foi o tratamento oncológico dessa gestante para que possa orientá-la melhor sobre o planejamento da amamentação.

São necessários detalhes como qual cirurgia foi realizada, tipo de reconstrução, uso de prótese, se foi ou não submetida à radioterapia, quimioterapia, e intervalo entre o fim do tratamento e a gestação. Deve-se questionar, ainda, sobre hematomas e/ou infecção no pós-operatório, pois pode haver consequências imprevisíveis quando o assunto é aleitamento.

O exame físico das mamas deverá ser realizado junto com o exame obstétrico na primeira consulta e no terceiro trimestre do pré-natal com foco no aleitamento, além do oncológico. Essa também deve ser a conduta nas pacientes com mutações genéticas conhecidas ou histórico familiar que as classifiquem como de alto risco para câncer de mama. Essas mulheres devem ser lembradas mensalmente a realizarem o autoexame e comunicar alterações ao mastologista.

Sugere-se a solicitação de pelo menos uma ultrassonografia (USG) das mamas no início do pré-natal e indicação precoce de biópsia de fragmento diante de achado suspeito pela palpação ou USG. A mamografia com proteção abdominal deve ser reservada para quando houver achados ultrassonográficos suspeitos.

Destaca-se, ainda, que o marcador tumoral CA 15.3 tem suas dosagens alteradas na gravidez, e não deve ser solicitado.

Alterações mamárias na gravidez

A mama passa por uma série completa de mudanças desde a vida intrauterina até a senescência, e sua fase de desenvolvimento inclui os estágios iniciais da morfogênese da glândula.

Durante a gestação, a mama atinge seu máximo desenvolvimento em duas fases distintas: o brotamento dos ductos predomina no primeiro trimestre, enquanto a formação lobular excede o brotamento ductal no segundo trimestre.[9]

Na formação do lóbulo, o desenvolvimento e a diferenciação ocorrem quase simultaneamente. A transição progressiva do lóbulo tipo 1 para os tipos 2, 3 e 4 requer proliferação celular ativa. Este processo implica a diferenciação do epitélio mamário para a produção do leite, e é a expressão máxima de desenvolvimento e diferenciação na glândula adulta. A diferenciação do epitélio mamário só estará completa após o ciclo completo de gravidez e lactação.[10] As glândulas nulíparas humanas são compostas, predominantemente, por lóbulos de tamanho pequeno (aproximadamente 10 ácinos por lóbulo) e médio (aproximadamente 35 ácinos por lóbulo). Com a gravidez e a lactação, observa-se um aumento de 10 vezes na área epitelial da mama em comparação com nulíparas e os lóbulos tornam-se maduros (mais de 100 ácinos por lóbulo), com morfologia secretora.[11]

Espera-se, durante a gestação, a expansão do volume da mama associada ao aumento dos tubérculos de Montgomery, do mamilo e da aréola, sinais de uma mama com potencial produção láctea causados pelos hormônios lactogênio placentário e prolactina.[12]

Ocorrem, então, a proliferação da glândula mamária, o desenvolvimento dos ductos e o depósito de gordura promovidos pelo estrogênio. Já o crescimento e a expansão da glândula, o desenvolvimento de ácinos e lóbulos e a diferenciação das células secretoras são secundários aos efeitos da progesterona. Esses hormônios inibem a prolactina e a produção de leite durante a gestação.

A capacitação da glândula mamária para a produção de leite é denominada lactogênese tipo I. Esse processo tem início com 16 semanas de gestação e se estende até o final da gravidez, quando a mama se torna suficientemente diferenciada.

Após a dequitação, ocorre queda abrupta do estrogênio, da progesterona e do lactogênio placentário, com aumento subsequente da prolactina (assim como da ocitocina), responsável pela ejeção do leite e pela contração das células mioepiteliais, denominada lactogênese tipo II.

Na fase seguinte, denominada lactogênese tipo III, ocorre a liberação pulsátil da prolactina secundária ao estímulo da aréola e da papila promovido pela sucção do bebê, mantendo a produção de leite enquanto houver o estímulo.

Planejamento do aleitamento

O obstetra tem várias oportunidades de atuação desde a primeira consulta do pré-natal até o final do puerpério, de modo que a sua conduta e o seu empenho podem se constituir em poderosas armas a favor do aleitamento materno.[13]

Como os tratamentos do câncer de mama podem reduzir a capacidade de lactação, as futuras lactantes se beneficiarão do aconselhamento antecipatório e da avaliação pós-parto de um especialista em amamentação.

Na paciente com antecedente de câncer de mama, esperam-se hipogalactia (secundária à cirurgia e à radioterapia), baixo fluxo lácteo (por obstrução ductal e fibrose secundária à cirurgia e à radioterapia) e traumas e fissuras mamilares (por causa da rigidez e da falta de elasticidade da aréola pela radioterapia), que são fatores predisponentes para mastite e desmame precoce.

Estima-se que cerca de 20% a 90% das pacientes submetidas à cirurgia mamária estética ou oncoplástica apresentam incapacidade para amamentar em diversos graus e, na prática, é provável que haja necessidade de suplementação ao aleitamento em bebês de mães submetidas a qualquer intervenção cirúrgica,[14] pois, além da remoção do parênquima, a cirurgia lesa ductos e também pode danificar os nervos essenciais para um reflexo normal de ejeção de leite.

É importante lembrar, no entanto, que as pacientes previamente tratadas de câncer de mama podem ter uma lactação bem-sucedida na mama saudável e que a possibilidade de lactação na mama tratada e irradiada é de cerca de 25% a 55%, de acordo com a literatura.[10,15,16]

A alteração na produção de leite nas mamas operadas e irradiadas pode ser influenciada pela combinação de fatores como cirurgia extensa com manipulação do complexo aréolo-papilar e/ou da coluna central do parênquima, tipo e dose da radioterapia e intervalo entre o tratamento e a lactação. A radioterapia causa mudanças histopatológicas irreversíveis, incluindo fibrose, que pode impedir a proliferação ductal durante a gravidez.

Quadro 14.1. Efeitos do tratamento oncológico no aleitamento

Cirurgia	Radioterapia	Quimioterapia
Remove ductos e alvéolos → hipogalactia	Impede proliferação ductal na gravidez → hipogalactia	Hipogalactia
Lesão do trajeto ductal → hipofluxo e ingurgitamento obstrutivo	Promove fibrose da árvore ductal → ingurgitamento obstrutivo	
Lesão de nervos essenciais para reflexo de ejeção → hipofluxo lácteo		

Fonte: Desenvolvido pela autoria.

Um ponto importante é que quanto maior o tempo entre o final do tratamento e a gestação, maior a taxa de sucesso de aleitamento na mama tratada.

No Quadro 14.1, são apresentados os efeitos do tratamento oncológico do câncer de mama no aleitamento.[17]

Mulheres com histórico de mastectomia, devem planejar o aleitamento materno unilateral. Mesmo nos casos de preservação do complexo aréolo-papilar, a paciente precisa entender que ele não estará funcionante para o aleitamento materno. Alguns tecidos mamários residuais podem estar presentes e hipertrofiar durante a gravidez e/ou a lactação, dando a impressão de funcionalidade; no entanto, o parênquima residual deve ser mínimo e não se espera uma lactação normal. Qualquer mulher que experimente hipertrofia significativa ou produção de leite deve consultar sua equipe de oncologia/mastologia para discussão do risco oncológico de tecido residual.[17]

É importante salientar, ainda, que os lactentes podem ter dificuldade na sucção e em razão da falta de elasticidade induzida pela radioterapia no complexo aréolo-papilar. Diante disso, as mulheres podem planejar o aleitamento materno unilateral se assim preferirem.[17] Uma única mama, sem intervenções cirúrgicas, pode produzir leite suficiente para um crescimento saudável (Figura 14.1); no entanto, a mãe deve ser acompanhada no período pós-parto para garantir o ganho adequado de peso do bebê. Essas mulheres podem se beneficiar da ordenha de leite para aumentar a produção na tentativa do aleitamento exclusivo.

Conforme citado anteriormente, vários fatores podem colaborar para a hipogalactia nesses casos, como mostrado no Quadro 14.2.[12]

É importante saber diferenciar a hipogalactia verdadeira da hipogalactia relatada pela mãe. É comum que a lactante relate mamas vazias ou não sinta o reflexo de ejeção e queixe-se de que o bebê fica agitado e mamando em intervalos curtos. Essas queixas não são suficientes para o diagnóstico de hipogalactia verdadeira. Diante de todos os fatores citados, no entanto, é esperado que as pacientes com antecedente oncológico solicitem galactogogos para melhorar a produção láctea.

Quadro 14.2. Fatores maternos e neonatais responsáveis pela produção diminuída de leite materno

Fatores maternos	Fatores neonatais
Cirurgia mamária, prótese, radioterapia e quimioterapia prévia	Prematuridade
Resistência insulínica/diabetes	Restrição de crescimento fetal
Tireopatias	Bebês sindrômicos
Uso de substâncias (álcool, drogas)	Uso de bicos artificiais (mamadeira, chupeta, intermediários de silicone)
Apojadura tardia	Disfunções orais
História negativa de aleitamento	Uso de complemento
Estresse, depressão, ansiedade	

Fonte: Perilo TVC. Tratado do especialista em cuidado materno infantil com enfoque em amamentação. Belo Horizonte; 2019.

Os galactogogos naturais não têm evidência científica e funcionam como fitoestrógenos. Os mais conhecidos e utilizados são: feno-grego, alfafa, semente de coentro, cardo-santo, semente de anis, semente de funcho, canjica, caldo de cana, água de coco, suco de uva, entre outros.[18]

É importante ressaltar, ainda, que não existe medicação que aumente a produção láctea e sim medicação com efeitos colaterais que, em determinada dose, aumentam os níveis de prolactina maternos. Os medicamentos que promovem o aumento da secreção de prolactina podem ser desaconselhados, em razão das associações entre níveis elevados de prolactina e risco aumentado de câncer de mama,[17,19-21] e por ela ser mitogênica nas células-tronco mamárias.

A população que pode se beneficiar desses medicamentos ainda é incerta, pois não se sabe se todas as mulheres com baixo suprimento de leite têm baixos níveis de prolactina e se o aumento da prolactina aumenta o suprimento de leite em mulheres com níveis baixos e níveis normais de prolactina.[13] Além disso, a prescrição de medicamentos usados como galactogogos constituem uso *off-label* na maioria dos países (não são aprovados pelas agências reguladoras para esta indicação, incluindo a Food and Drug Administration).[12] O uso *off-label* de domperidona no pós-parto, por exemplo, e a segurança sobre seu uso permanecem desconhecidos,[13] principalmente com relação a efeitos cardiovasculares.

Atualmente, há um estudo em andamento investigando os efeitos da resistência à insulina no fornecimento de leite e se a metformina poderia atuar como um galactogogo nessas mulheres. Espera-se, com interesse, o resultado desse estudo.[18]

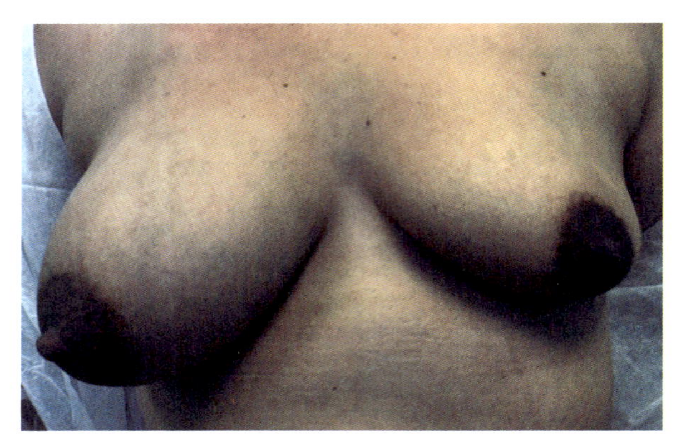

Figura 14.1. Mama esquerda tratada locorregionalmente com ausência de produção láctea e mama direita funcionante em aleitamento exclusivo. Fonte: Foto autorizada pela paciente.

Fatores que influenciam o sucesso do aleitamento das mulheres tratadas de câncer de mama

Em uma revisão sistemática incluindo 13 estudos, entre 7,7% e 90,9% das mulheres tentaram amamentar e a amamentação entre os participantes variou de algumas semanas a aproximadamente 2 anos.

Os fatores comuns que colaboraram com a amamentação foram o uso da mama contralateral, apoio de outras pessoas, aconselhamento sobre lactação, acompanhamento de uma consultoria de lactação, motivação para amamentar, amamentação frequente e uso de galactogogos.

As barreiras comuns e que atrapalharam o sucesso foram aconselhamento médico contra a amamentação, produção de leite insuficiente, falta de apoio, dificuldade de amamentar na mama tratada e cansaço por depender de uma única mama.[15,22]

Considerações finais

A gestação deve ser encorajada no momento oportuno, assim como a amamentação, nas pacientes com antecedente de câncer de mama. A avaliação da vitalidade fetal minuciosa e a vigilância das mamas é de extrema importância durante o pré-natal e o aleitamento.

Uma rede de apoio familiar é fundamental para essa população e deve ser sugerida pelo profissional que realiza o pré-natal. Se possível, o acompanhamento dessas mulheres por profissionais especializados em aleitamento materno pode otimizar a produção de leite e promover o manejo de ingurgitamentos, em razão dos potenciais riscos para obstrução ductal, dor, fissuras, mastite e desmame precoce.

O acesso à informação ampla é fundamental para esse público. Assim, essas mulheres podem exercitar a maternidade na sua forma plena, o que faz parte do resgate da autoconfiança e da autoestima, em especial quando se trata de uma doença cercada de tanto estigma.

Referências bibliográficas

1. Paluch-Shimon S, Cardoso F, Partridge AH, Abulkhair O, Azim Jr HA, Bianchi-Micheli G et al. ESO-ESMO 4th International Consensus guidelines for breast cancer in young women (BCY4). Ann Oncol. 2020;31(6):674-96.
2. Peccatori F, Zucchetti B, Bellenttini G, Pisanelli G, Notarangelo M. Lactation during and after breast cancer. In: Alipour S, Omranipour R. Diseases of the breast during pregnancy and lactation. Italy: Springer, Cham; 2020:159-63.
3. Lambertini M, Blondeaux E, Bruzzone M, Perachino M, Anderson RA, Azambuja E et al. Pregnancy after breast cancer: A systematic review and meta-analysis. J Clin Oncol. 2021;39(29):3293-305.
4. Lambertini M, Ameye L, Hamy AS, Zingarello A, Poorvu PD, Carrasco E et al. Pregnancy after breast cancer in patients with germline BRCA mutations. J Clin Oncol. 2020;38(26):3012-23.
5. Signorello LB, Mulvihill JJ, Green DM, Munro HM, Stovall M, Weathers RE et al. Stillbirth and neonatal death in relation to radiation exposure before conception: A retrospective cohort study. Lancet. 2010;376(9741):624-30.
6. D'Ambrosio V, Vena F, di Mascio D, Faralli I, Musacchio L, Boccherini C et al. Obstetrical outcomes in women with history of breast cancer: A systematic review and meta-analysis. Breast Cancer Res Treat. 2019;178(3):485-92.
7. Mueller BA, Chow EJ, Kamineni A, Daling JR, Fraser A, Wiggins CL et al. Pregnancy outcomes in female childhood and adolescent cancer survivors: A linked cancer-birth registry analysis. Arch Pediatr Adolesc Med. 2009;163(10):879-86.
8. Hartnett KP, Mertens AC, Kramer MR, Lash TL, Spencer JB, Ward KC et al. Pregnancy after cancer: Does timing of conception affect infant health? Cancer. 2018;124(22)4401-7.
9. Russo J. Breast development and morphology. UpToDate. 2021.
10. Russo J, Russo IH. Development of the human breast. Maturitas. 2004;49(1):2-15.
11. Russo J, Moral R, Balogh GA, Mailo D, Russo IH. The protective role of pregnancy in breast cancer. Breast Cancer Res. 2005;7(3):131-42.
12. Perilo TVC. Tratado do especialista em cuidado materno-infantil com enfoque em amamentação. Belo Horizonte; 2019.
13. Amamentação. São Paulo: Febrasgo; 2018.
14. Kraut RY, Brown E, Korownyk C, Katz LS, Vandermeer B, Babenko O et al. The impact of breast reduction surgery on breastfeeding: Systematic review of observational studies. PLoS One. 2017;12(10):e0186591.
15. Moran MS, Colasanto JM, Haffty BG, Wilson LD, Lund MW, Higgins SA. Effects of breast-conserving therapy on lactation after pregnancy. Cancer J. 2005;11(5):399-403.
16. Leal SC, Stuart SR, Carvalho HA. Breast irradiation and lactation: A review. Expert Rev Anticancer Ther. 2013;13(2):159-64.
17. Johnson HM, Mitchell KB; Academy of Breastfeeding Medicine. ABM Clinical Protocol #34: Breast cancer and breastfeeding. Breastfeed Med. 2020;15(7):429-34.
18. Brodribb W. ABM Clinical Protocol #9: Use of galactogogues in initiating or augmenting maternal milk production, second revision 2018. Breastfeed Med. 2018;13(5):307-14.
19. Wang M, Wu X, Chai F, Zhang Y, Jiang J. Plasma prolactin and breast cancer risk: A meta-analysis. Sci Rep. 2016;6(1):25998.
20. O'Leary KA, Shea MP, Salituro S, Blohm CE, Schuler LA. Prolactin alters the mammary epithelial hierarchy, increasing progenitors and facilitating ovarian steroid action. Stem Cell Reports. 2017;9(4):1167-79.
21. Carver KC, Piazza TM, Schuler LA. Prolactin enhances insulin-like growth factor I receptor phosphorylation by decreasing its association with the tyrosine phosphatase SHP-2 in MCF-7 breast cancer cells. J Biol Chem. 2010;285(11):8003-12.
22. Bhurosy T, Niu Z, Heckman CJ. Breastfeeding is possible: A systematic review on the feasibility and challenges of breastfeeding among breast cancer survivors of reproductive age. Ann Surg Oncol. 2021;28(7):3723-35.

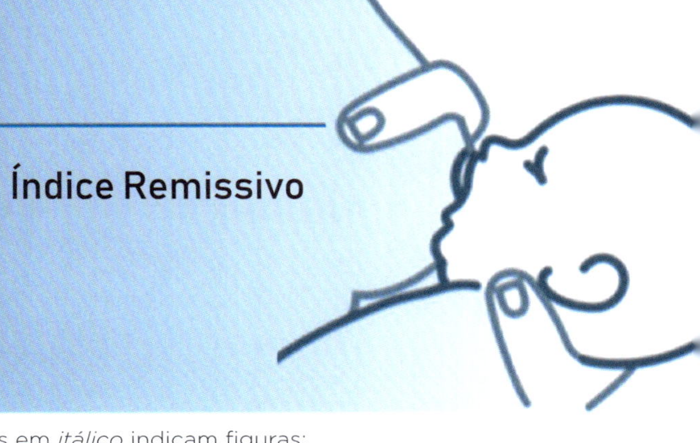

Índice Remissivo

Obs.: números em *itálico* indicam figuras;
números em **negrito** indicam quadros e tabelas.

I

K

L

M

U